November 2020

Dank

Dieses Buch hätte nicht entstehen können ohne die Gnade von Shakti, die mich leitet und immer wieder unterstützt und nährt. Ohne sie ist nichts möglich. Ebenfalls bedanke ich mich in tiefstem Herzen bei Swamiji (Swami Chandrasekharanand Saraswati), der mich ermutigte und überhaupt erst auf die Idee gebracht hatte, Yoga zu erklären. Beim Thema Yoga verneige ich mich insbesondere vor Sri Patañjali, dem der berühmte Leitfaden, die Yoga Sutras, zu verdanken ist. Die Danksagung wäre nicht vollständig, wenn ich Petra nicht erwähnen würde. Sie hat mich in unzähligen Skypes unterstützt, die inhärenten Prägungen und Tendenzen sowie unterliegenden Wirkungsmechanismen des Geistes überhaupt erst erkennen und lösen zu können und somit Yoga in ihrer Essenz zu erfassen. Weiterer Dank für ihren wertvollen Feedback und Korrektorat zu dieser Einführung gebührt Dr. Evelyn Arbenz Seidel, AS Network und Claire Dalloz, Yoga-Lehrerin.

OM Tat Sat

YOGA

EINE ALTE WISSENSCHAFT NEU ERKLÄRT
- TEIL 1: EINFÜHRUNG

Martine Burgy

Impressum

Deutsche Originalausgabe – 1. Auflage 2019
Texte/Autorin: © Copyright by Martine Burgy, inbox@clearview.ch
Verlag: Independent Publisher
ISBN: 9781098549268
Kein Teil des Werks darf in irgendeiner Form ohne schriftliche Genehmigung des Verlags und/oder der Autorin reproduziert oder elektronisch verarbeitet, vervielfältigt oder verbreitet werden.

Inhalt

Einleitung 1

Yoga - Einleitende Worte 3
    Verwendete Begriffe in diesem Kapitel 3
        Erste Annahme oder Vorstellung: Yoga ist etwas Körperliches. Wirklich? 4
        Zweite Annahme oder Vorstellung: Yoga ist Befreiung 5
        Dritte Annahme oder Vorstellung: Yoga ist (k)eine Religion 6

Unterscheidungsfähigkeit (Viveka) 9
    Verwendete Begriffe in diesem Kapitel 9
        Der gemeinsame Nenner und das Problem der "Null" (Sunya) 11

Losgelöstheit (Vairagya) 13
    Verwendete Begriffe in diesem Kapitel 13

Übung (Abhyasa) 17
    Verwendete Begriffe in diesem Kapitel 17
        Wirkungen des Übens im Alltag und im Beruf: 19

Gedankenwellen/Modifikationen (Vritti) 21
    Verwendete Begriffe in diesem Kapitel 21

Eigenschaft, Qualität (Guna) 25
    Verwendete Begriffe in diesem Kapitel 25
        Schere - Stein - Papier 26
        Wirkungen der Gunas im Alltag 27
        Wirkungen der Gunas im Berufsleben und in der Politik 28

Die vier Funktionen des Geistes 31
    Verwendete Begriffe in diesem Kapitel 31
        Citta 32
        Manas 33
        Buddhi 34
        Ahamkara 34

Ashtanga Yoga - Achtgliedriger Pfad 37
    Verwendete Begriffe in diesem Kapitel 37

- Übersicht 38
- Die ersten fünf Glieder 39
    - Yamas - erstes Glied 40
    - Niyama - zweites Glied 41
    - Asana (Körperhaltung) - drittes Glied 43
    - Pranayama (Techniken zur Pranaregulierung) - viertes Glied 43
    - Pratyahara (Rückzug der Sinne) - fünftes Glied 43
- Die drei letzten Glieder 44
    - Dharana (Konzentration) - sechstes Glied 44
    - Dhyana (Meditation) - siebtes Glied 45
    - Samadhi (Absorption) - achtes Glied 45
- Note zu Ashtanga Yoga 45

Zusammenfassung 47

Bibliographie 48
- Übersetzungen der Yoga Sutras und weiterführende Literatur: 48

Einleitung

Die Idee zu dieser Einführung ins Yoga ist schon vor einiger Zeit entstanden, ist jedoch immer wieder in der Schublade mit anderen Ideen versunken. Bis schliesslich eine liebe Freundin mich so nebenbei fragte, ob ich damit schon angefangen habe. Meine Antwort darauf war ein "nein", da ich gerade eine andere Buch-Idee hatte, die ich zuerst umsetzen wollte - und zwar auf Englisch. Ich hatte mich tatsächlich mit dem festen Entschluss an den Tisch gesetzt, zunächst die andere Buch-Idee umzusetzen und wollte schon den ersten englischen Satz schreiben. Doch dann passierte etwas Kurioses! Ich konnte beobachten, wie sich die erste Seite zwar entwickelte, jedoch nicht auf Englisch, sondern auf Deutsch und nicht über die andere Idee sondern zu diesem Thema. Es war nicht wirklich etwas, womit ich gerechnet hatte. Gleichzeitig war es hingegen vollkommen richtig und gut.

Aufs Mal war die Struktur klar erkennbar und der Inhalt rasch entworfen, welches bis auf ein paar Details so erhalten blieb. Warum also dieses Buch und gerade jetzt? - Nun. Meine erste Berührung vor rund 12 Jahren mit Yoga war eine Art Nachhausekommen gewesen. Bass erstaunt, spazierte ich aus der ersten Yogastunde wie auf einer Wolke gehend heraus. Von da an war ich am Haken. Intuitiv wusste ich allerdings, dass ich nie eine Yoga-Lehrer-Ausbildung machen würde. Das soll keine Bewertung am Yoga-System sein, wie es sich zurzeit präsentiert. Es war vielmehr so, dass ich diesbezüglich von innen her anders geleitet worden war. So führte mich mein Weg zu einem indischen Mönch nach Indien. Ohne weiter auf dieses Kapitel einzugehen, verweise ich diesbezüglich auf das Buch "Beam me up Shakti - Eine Reise ins Selbst", das ich über diese Zeit geschrieben habe. So habe ich Yoga aus einer vielleicht nicht ganz alltäglichen Warte aus erfahren dürfen. Entsprechend ist meine Sichtweise geprägt worden.

In all den Jahren, in denen ich mich im Wesentlichen mit Yoga, Vedanta/Advaita, Buddhismus und dem Christlichen beschäftige, ist mir hingegen nie ein Yoga-Buch in die Hände gekommen, das eine kürzere Einführung in die eher geistigen Aspekte des Yoga behandelt. Tatsächlich war genau dieser Anspruch an Kürze, Klarheit und Wesentlichkeit einer der Gründe für mein Zögern gewesen, diese kurze Einführung zu verfassen. Vorab sollte es eine Einführung sein, die zwar kurz aber nicht oberflächlich sein sollte. So stand ich immer wieder vor dem Problem, dass ich es nicht reduzieren konnte und es drohte zu einem Wälzer zu werden. Um diesem Problem nun beizukommen, folgte ich einfach meiner Intuition, welche mich immer gut geleitet hat bis jetzt und beschränkte mich für einen ersten Überblick auf ein paar wenige, aber sehr wichtige Grundkonzepte und vor allem Erklärung einiger wesentlicher Begriffe. Diese kommen sowohl aus dem Yoga wie auch aus dem Vedantischen.

Damit ist einleitend gleich ein wichtiger Aspekt kundgetan. Konzepte können aus verschiedenen Systemen kommen und sich nahtlos und problemlos in das yogische System einordnen. Genau dieses problemlose Einflechten ins Yoga lässt es über die

Jahrhunderte als ein sehr komplexes System erscheinen. So kann man Gefahr laufen, das Wesentliche aus den Augen zu verlieren.

Der Anspruch dieses Büchleins ist bei weitem keiner auf Vollständigkeit oder Ausführlichkeit. Hingegen soll dieses Büchlein jedoch dem einen oder anderen behilflich sein, eine pragmatische und doch wesentliche Einführung in die Thematik des Yoga zu erhalten. Es richtet sich zum einen an alle, die ihr Yoga-Wissen auffrischen möchten und mag für Yoga-Lehrer wie auch Yoga-Schüler den einen oder anderen Denkanstoss geben. Es richtet sich zum anderen allerdings auch an Menschen, die zwar (noch) kein Yoga praktizieren, aber schon immer Mal wissen wollten, was es mit Yoga auf sich hat. Diesbezüglich mag es z.B. für Manager sehr interessant sein und möglicherweise die eine oder andere Vorstellung über Yoga ändern.

Im Folgenden geht es somit um eine Einführung in die geistigen Aspekte des Yoga und *nicht* um eine intellektuelle Abhandlung über die historischen Wurzeln und wie es eingebettet ist in anderen Sichtweisen oder Systemen. Auch geht es nicht um die vielen verschiedenen Yoga-Arten, die sich über die Jahre entwickelt haben, noch um eine Darstellung und Beschreibung von irgendwelchen physischen Übungen und Haltungen.

Im ersten, einführenden Kapitel schauen wir uns zunächst ein paar gängige und verbreitete Vorstellungen über Yoga an. Das erste Kapitel behandelt ebenfalls eine Einführung in die Definition, Ziel und Mittel des Yoga gemäss dem sogenannten Yoga-Leitfaden (die Yoga Sutras) nach Sri Patañjali. Darauf aufbauend folgen die wesentlichen Voraussetzungen: Unterscheidungsfähigkeit, Losgelöstheit und Übung (Viveka, Vairagya, Abhyasa). Diese sind unabdingbar, will ein Yogi "den Sieg" davontragen. Die weiteren Kapitel erläutern das System der drei Qualitäten (die sog. Gunas), die verschiedenen Funktionen des menschlichen Geistes (Citta, Manas, Buddhi, Ahamkara), sowie die Grundzüge der achtstufigen Methode nach Sri Patañjali (Ashtanga Yoga).

Aufschlussreiche Konzepte, wie das der Kleshas (im Wesentlichen die Gründe, weshalb wir leiden), das Chakra-System mit ihren Nadis (Energiezentren und Energiekanäle), verschiedene Zustände der Absorption (Samadhi) und viele weitere Aspekte und Konzepte sind nicht Bestandteil dieser Einführung. Trotz diesem Verzicht in diesem ersten Teil auf diese und andere Aspekte des Yoga möge diese Einführung dennoch dazu dienen, dass Sie ein besseres Verständnis von Yoga erhalten und Sie dazu ermutigen, Ihren eigenen (yogischen) Weg ins Licht zu gehen.

Ich habe mich bemüht, nur das wiederzugeben, was ich durch persönliche Erkenntnis, Einsicht oder Erfahrung aus der Praxis des Yoga sowie des Studiums der Yoga Sutras und weiterer Schriften verstanden habe. Für allfällige Fehler entschuldige ich mich im Voraus.

Um die Lesbarkeit beizubehalten wird im Allgemeinen die männliche Form verwendet. Selbstverständlich ist die weibliche Form mit eingeschlossen.

Yoga - Einleitende Worte
Verwendete Begriffe in diesem Kapitel

Folgende Begriffe/Namen/Abkürzungen werden in diesem Kapitel behandelt und/oder erwähnt:

Sri Patañjali: Grosser Weiser und Verfasser der Yoga Sutras und weiterer Texte.

Yoga Sutras (Y.S.): Yoga Leitfaden nach Sri Patañjali organisiert.

Yoga: Vereinigung, Anschirren; von Joch (im englischen "to yoke").

Sutra: Faden, Kette. Hier: Im Zusammenhang mit den Yoga Sutras nach Sri Patañjali ist der Yoga-Leitfaden gemeint.

Citta: Hier verstanden als Geist; Träger aller Erinnerungen, Prägungen, Neigungen.

Vritti: Modifikation/Gedankenwelle, vereinfacht ausgedrückt: Gedanken, die kommen und gehen.

Nirodhah: Stilllegung, zur Ruhe kommend.

Kaivalya: Befreiung. Gemeint ist die Befreiung vom ewigen Zyklus des Werdens und Vergehens, vom Leben und Tod.

Ishvara: Herr mit den besten Eigenschaften, Herr der Schöpfung.

Viveka: Unterscheidungsfähigkeit.

Wenn man sich mit einem neuen Gebiet befasst, so kommt man im Allgemeinen nicht umhin, einige Begriffe und Definitionen zu klären. Dies ist auch im Falle von Yoga nicht anders. Eine Einführung ins Thema bietet sich allerdings auch an, wenn wir uns ein paar gängige Vorstellungen anschauen, die immer wieder zum Thema Yoga in den Köpfen herum geistern. Wenn wir uns nun die folgende Liste von immer wieder geäusserten Vorstellungen über Yoga anschauen, so treffen wir doch eine breite Auswahl an Möglichkeiten an.

Hier also die gängigsten Vorstellungen über Yoga:

- Yoga ist "dehnen und strecken", d.h. etwas Physisches.
- Yoga ist mehr als "dehnen und strecken".
- Yoga ist etwas für Frauen.
- Yoga ist gut für die Gesundheit.
- Yoga ist etwas Esoterisches.
- Yoga kommt aus Indien.
- Yoga ist gut für den Rücken.
- Yoga ist ein Milliardenbusiness.
- Yoga führt zu Wohlbefinden und Entspannung.
- Yoga führt zur Befreiung des Kreislaufes von Leben und Tod.
- Die ursprüngliche Bedeutung von Yoga - "das war einmal und gilt heute nicht mehr"...
- Yoga ist für Weltverklärte und Weltverbesserer.
- Yoga ist gut für den Geist.
- Yoga ist Rückzug zu sich selbst - und Abkehr von Familie, Freunde, Umwelt.
- Yoga ist eine Religion.
- Yoga ist *keine* Religion.
- U.v.m.

Je nachdem, wie man denkt und welche persönliche Berührung man vielleicht mit Yoga schon gehabt hat, wird man sich vermutlich irgendwo in der obigen Liste wiederfinden können. Im Grunde *kann* jeder einzelne Punkt zutreffen, ist jedoch gleichzeitig unvollständig. So ist zum Beispiel Yoga selbstverständlich *auch* für Frauen; allerdings nicht nur. Im Ursprungsland Indien zum Beispiel wird Yoga traditionellerweise hauptsächlich von Männern ausgeübt. Und auch im Westen gesellen sich langsam ein paar Männer mehr dazu als auch schon.

An dieser Stelle lohnt es sich, ein paar der eher hartnäckigen Vorstellungen, Annahmen oder auch Missverständnisse rund ums Yoga anzuschauen.

Erste Annahme oder Vorstellung: Yoga ist etwas Körperliches. Wirklich?

Im Westen wird Yoga oftmals gar vereinfacht dargestellt und als etwas primär körperbezogenes angeboten. Obwohl viele Yoga-Lehrer und Lehrerinnen mittlerweile darauf hinweisen, dass Yoga viel mehr ist als körperliche Praxis, so beschränkt sich der Yoga-Unterricht im Allgemeinen dennoch auf das Körperliche.

Schauen wir uns hingegen die Definition an, die Sri Patañjali in seinem berühmten Leitfaden über Yoga gibt (die Yoga Sutras, im Folgenden Y.S.), so wird schon anhand dieser Definition ersichtlich, dass Yoga eine geistige Disziplin ist oder zumindest die "geistige" Stille anstrebt.

Dies lässt sich anhand der Definition nach Sri Patañjali schon im zweiten Satz der Yoga Sutras (Yoga Sutras, 1. Kapitel, §2) deutlich erkennen. Demnach heisst es:

"Yogas-Citta-Vritti-Nirodhah" (Y.S. I.§2) - "Yoga ist die Stilllegung der Modifikationen im Geist"

Mit anderen Worten: Yoga ist Stille im Geist. Im Zustand des Yoga ist nicht der Hauch einer gedanklichen Bewegung im Geist ersichtlich. Dabei handelt es sich natürlich nicht um einen Zustand der Dumpfheit oder Trägheit, welcher sich einstellen kann, wenn wir uns zum Beispiel betrinken.

So ist im Zustand des Yoga nach obiger Definition eine Wachheit und Klarheit vorhanden, die einen Blick "auf den Boden des Sees" erlaubt. Mit anderen Worten: der Yogi ist dann in seiner ureigenen Natur und Identität gegründet (Y.S. I §3).

Wie wir also aus der sicherlich wichtigsten Definition des Yoga von Sri Patañjali entnehmen können, bezieht sich Yoga auf den Geist, nicht den Körper. Es ist somit der Geist, der in die Stille kommen soll. Dann erst ist der Zustand des Yoga erreicht.

Wie wir mittlerweile auch im Westen erkannt haben, folgt die Materie grundsätzlich dem Gedanken und nicht umgekehrt! Aus dem heraus ist es ersichtlich, dass körperbezogene Übungen für sich alleine sicherlich viele positive Effekte haben können, jedoch nicht die eigentliche Definition des Yoga nach Sri Patañjali zu erfüllen vermag.

Zweite Annahme oder Vorstellung: Yoga ist Befreiung

Diese "Stilllegung der Modifikationen oder der Veränderungen im Geist" bedeutet noch nicht, dass der oder die praktizierende Yogi oder Yogini Befreiung erlangt hat. Wenn der Yogi im Zustand des Yoga weilt, so ist er im natürlichen Zustand gegründet, d.h. in seinem Selbst. (Y.S. I §3).

Das heisst: Der Zustand des Yoga ist das Mittel, um die Befreiung des Kreislaufs vom Leben und Tod im besten Fall zu "erhalten", nicht (zwingend) die Befreiung selbst. Mit anderen Worten, das ultimative Ziel von Yoga ist Kaivalya, die Befreiung vom ewigen Kreislauf von Geburt und Tod.

Alles, was mit Yoga zu tun hat, zielt im Grunde genommen auf das Erfüllen von Sri Patañjalis Definition ab, um mit diesem Mittel schliesslich Befreiung zu erlangen vom Rad des Lebens, d.h. des ewigen Kreislaufes von Geburt und Tod.

Dritte Annahme oder Vorstellung: Yoga ist (k)eine Religion

Yoga ist frei von politischer und/oder religiöser Einstellung oder Dogmatik. Es ist pragmatisch, umsetzbar und lebensnah. So gibt es kaum einen Yogalehrer, der nicht eine entsprechende Aussage auf seiner Webseite hat.

Wie sieht es tatsächlich aus mit der Aussage, dass Yoga keine Religion sei? Um diese Frage zu beantworten, sollten wir uns zunächst den Begriff "Religion" genauer anschauen. Gemäss wikipedia wird der Begriff der Religion vom "...lateinisch religio ‚gewissenhafte Berücksichtigung', ‚Sorgfalt', sowie vom lateinisch relegere ‚bedenken', ‚achtgeben',.. " hergeleitet. Religare wird öfters auch mit "zurückverbinden" übersetzt. Dies ist sehr ähnlich wie der Begriff des Yoga, das mit "anschirren" oder eben auch "verbinden" übersetzt wird.

Eine eindeutige Definition des Begriffes 'Religion' wird man hingegen kaum finden. Einig ist man sich im Allgemeinen, dass jede Religion mit einem Glauben in Zusammenhang gebracht wird - ein Glaube an etwas Übergeordnetes, Immanentes, Transzendentales.

Yoga hat die Befreiung vom ewigen Kreislauf der Geburt und des Todes zum ultimativen Ziel. Das heisst nichts Geringeres, als dass der Yogi die Natur transzendiert und die Immanenz von dem, was ist, in sich selbst zu realisieren trachtet. Beide - Yoga und Religion - stellen somit das Übergeordnete (sei es das Transzendente und/oder Immanente) nicht in Frage. Der grosse Unterschied zwischen Religion und Yoga ist vielleicht der, dass Yoga sich nicht mit dem Glauben an das Transzendente/Immanente begnügt, sondern den Glauben in ureigene Erkenntnis zu transformieren trachtet.

Wer demnach ernsthaft Yoga betreibt, tut dies aus Überzeugung und *im Glauben* daran, dass das Höchste in einem Selbst zu "finden" ist. Mit anderen Worten: ohne Glauben, Vertrauen und Überzeugung wird ein Yogi nicht die notwendige Kraft erhalten, das höchste Ziel zu realisieren.

Yoga als System ist hingegen frei von Dogmatik und Glaubenssätzen und lässt sich im Grunde genommen in jedes Glaubenssystem integrieren. Wie schafft Yoga dieses Kunststück? Die Antwort darauf ist wohl genau darin zu suchen, dass es das Höchste nie negiert und die Hingabe an das Höchste als immanent wichtig erachtet.

Sri Patañjali bedient sich als Ausdruck dieses Höchsten nur eines Wortes: OM. Er schaltet keine Vermittler zwischen dem Individuum und dem Höchsten und er gibt dem Höchsten keine weiteren Namen ausser dem doch neutralen Begriff des "Ishvara"(vom Sanskrit in etwa: „Herr mit den besten Eigenschaften" zu übersetzen), welches eine Bezeichnung ist für den jeweils höchsten, persönlichen (Schöpfer-)Gott.

Das System des Yoga selbst komplementiert im Grunde jegliche Religion, indem es dem wahrhaft Suchenden ein über Jahrtausende erprobtes Instrumentarium gibt, das Höchste in sich zu erkennen.

Die ultimative Wahrheit kann allerdings nur individuell erfahren/realisiert oder erkannt werden (wie immer man das Nicht-Ausdrückbare ausdrücken mag). Solange es auf Glauben, Überzeugung oder auch Vertrauen basiert, bewegt man sich demnach noch im Bereich der Theorie und oft auch der Spekulation.

Aus oben Gesagtem folgt, dass Yoga keine Religion ist; dies ungeachtet dessen, dass die Hingabe an einen persönlichen Gott (Ishvara) von Sri Patañjali befürwortet und in den Yoga Sutras an drei verschiedenen Stellen erwähnt wird!

Hingegen ist darauf hinzuweisen, dass diese "Religions-Frage" ultimativ durch das Verhalten und Ausdruck des Übenden bestimmt wird. So kann sich auch im Yoga eine dogmatische Sichtweise entwickeln, die auf Glauben und Überzeugung basiert und weniger auf persönliche, direkte Erkenntnis. Solange der Mensch sich nicht vollumfänglich erkannt hat, bleibt er der Illusion des Verstandes oder der Emotionen und damit den Gefahren der Dogmatik und des Glaubens ausgesetzt.

Das wohl wichtigste Instrument, um den Gefahren der Dogmatik und des Glaubens beizukommen ist **Viveka** (Unterscheidungsfähigkeit). Darum geht es im nächsten Kapitel.

Unterscheidungsfähigkeit (Viveka)
Verwendete Begriffe in diesem Kapitel

Folgende Begriffe/Namen/Abkürzungen werden in diesem Kapitel behandelt und/oder erwähnt:

Viveka: Unterscheidungsfähigkeit, Diskriminierung zwischen dem, was ewig/real ist und dem, was nicht ewig/nicht real ist.

Neti Neti: Nicht dies, nicht das. Vedantische Vorgehensweise, um durch das Verwerfen von allem, was der Vergänglichkeit unterliegt die (absolute) Realität zu erkennen.

Sunya: Null, Nichts.

Vedanta: Indische Philosophie, wörtlich übersetzt "Ende des Veda", d.h. der als Offenbarung verstandenen Überlieferung (Veda = Wissen).

Sri Sri Anandamayi Ma: Glückselige Mutter, Ur-Mutter (1896-1982).

Viele, die sich irgendwie mit Yoga oder sonst eine der (fern-)östlichen Praktiken auseinandersetzen, hören irgendwann unweigerlich, dass alles Eins sei. Sehr schnell wird gefolgert, dass wir alle gleich seien. So habe ich schon einige wohlmeinende youtube-videos erhalten, die genau diese Botschaft in die Welt hinaus rufen. Lieb und nett fordern sie uns auf, diese "frohe Botschaft" weiter zu verbreiten.

Das Problem? Es ist wahr und es ist nicht wahr.

In einem dieser Botschaften wurden wir gar mit zwei Eiern verglichen: ein Braunes und ein Weisses. Weiter wurde darauf hingewiesen, dass diese Eier, wenn wir sie in die Pfanne hauen und zu je einem Spiegelei verarbeiten, genau gleich seien. Nun. Das ist ganz eindeutig und objektiv falsch. Dieser Botschafter hat es klar an **Unterscheidungsfähigkeit (i.e. Viveka)** mangeln lassen. Denn: objektiv unterscheiden sich die zwei Eier schon Mal in der Farbe (weiss ist ungleich braun), in der Grösse, dem Gewicht, der Form, etc.. Schon rein an der objektiven Oberfläche lässt sich erkennen, dass es so gut wie gar keine zwei identisch gleiche Objekte in der Natur gibt. Sogar die Blätter vom selben Baum werden bei näherer Betrachtung einen feinen, klitzekleinen Unterschied von Blatt zu Blatt aufweisen (wie Sri Sri Anandamayi Ma einmal so klar erklärt hatte).

Also, nein, wir sind nicht alle gleich.

Bei den Menschen lässt sich diese objektive "Nicht-Gleichheit" nicht nur auf der körperlichen Ebene erkennen, sondern auch auf subtileren Ebenen. Wenn wir uns z.B. die Gedanken von Mensch zu Mensch anschauen wird dies offensichtlich. Auch hier: es gibt keine zwei genau gleich denkende Menschen. Es gibt Annäherungen, natürlich. Doch identisches Denken gibt es nicht Mal bei ein-eiigen Zwillingen. Ebenfalls gibt es keine hunderprozentige Identität zwischen Personen, wenn es um Gefühle, Emotionen oder Intuition geht.

Diese einfachen Beobachtungen kann jede Person machen. Dazu braucht es keinerlei intellektuelle Begabung. Es braucht bloss eine objektive Betrachtungsweise. Weshalb, also, hält sich dieses "Wir sind alle gleich"- Phänomen so hartnäckig? Wo es doch so offensichtlich ist, dass wir es nicht sind?!

Nun, in der dualen Realität, in der wir leben und uns bewegen, ist es offensichtlich, dass wir weder Eins noch gleich sind. Hingegen sind wir natürlich alle Eins im Absoluten. *Das Eine in der Vielfalt und die Vielfalt im Einen.* Dies ist eine Aussage, die Vedanta lehrt. Demnach gibt es nur das Eine - ohne ein Zweites. Oder, wie Meister Eckhart es ausdrückt: Der Urgrund von allem.

Um dieses Eine in uns "erkennen" oder "realisieren" oder "erfahren" zu können (wie immer man das auszudrücken versucht) bedarf es kontinuierlicher Übung in Viveka

(Unterscheidungsfähigkeit) und nicht zuletzt bei den wohlklingenden, lieb-gemeinten Aussagen sehr genau zu untersuchen, wie es mit dem Wahrheitsgehalt wirklich aussieht.

Der gemeinsame Nenner und das Problem der "Null" (Sunya)

Eine Möglichkeit ein tieferes Verständnis zu erhalten, wie die Welt funktioniert, liefert unter anderem die Wissenschaft. Die grosse Knacknuss für die Wissenschaft ist vermutlich ihre Suche nach dem Ursprung des Lebens. Wie sind wir entstanden? Wer sind wir? - Zumindest eine Teilantwort liefert ausgerechnet die Mathematik und spezifisch das Bruchrechnen. Wir alle haben in der Schule Bruchrechnung oder Division gelernt. Und nur wenige haben es wirklich verstanden oder gemocht. Hingegen erinnern wir uns vermutlich alle daran, dass es unmöglich ist, etwas durch die Zahl Null zu dividieren. Wo der Nenner die Zahl Null ist, ist eine Teilung nicht möglich.

Mit andern Worten: Etwas durch "nichts" zu teilen ist mathematisch ein Problem!

Bezeichnenderweise ist die Null oder "Sunya" zuerst im indischen Gebiet mathematisch erkannt worden. Auch als Buddha wiederholt befragt wurde, seinen "Zustand" zu beschreiben, ist er im Allgemeinen immer still gewesen. Irgendwann hat er sich jedoch dazu geäussert, da die Menschen nicht verstanden, dass die Stille die Antwort auf ihre Frage war. So hat er den Begriff von "Sunya" - der Null, oder nichts - verwendet.

Die mathematische Wissenschaft erkennt also, dass der kleinste gemeinsame Nenner im Grunde die Null ist, da diese als einzige ganze Zahl nicht teilbar ist. Was sie vielleicht noch nicht erkennt, ist dass die Null nicht nichts ist, sondern gleichzeitig die Fülle von allem enthält!

Aus oben Gesagtem folgt: die Wissenschaft wird aufgrund des Teilungsproblems der Zahl Null niemals dieses "nichts und gleichzeitig alles" mit irgendeinem Instrument oder Beschleunigungs-Apparat herausfiltern können. Das, was jenseits vom Verstand ist, kann nicht beschrieben oder gemessen werden; das, was ewig und unsterblich ist - der Urgrund von Allem -, das Eine ohne ein Zweites, die absolute Realität kann nie mit dem Verstand oder einem Instrument erfasst werden. Das ist schon rein rational und logisch unmöglich. Alles, was erfasst werden kann - und sei es noch so winzig - unterliegt der Vergänglichkeit und damit der Dualität. Es kann demnach nicht die absolute Realität sein, solange es irgendwie noch erfassbar ist.

Ein schöner Hinweis, dass die Null nicht nichts ist, zeigt ihre Form. Diese ist bekanntlich ein geschlossener Kreis oder ovale Form. Es ist dies die Form, die ebenfalls für das Ganze benutzt wird. Nichts ist ausgeschlossen, alles ist enthalten.

Die unmögliche Division durch die Null ist ein gutes Beispiel für die Grenze, die der Wissenschaft gesetzt ist. Während sie in immer subtilere Ebenen vorzudringen mag, ist es dennoch nichts weiter, als verschiedene Ebenen der Natur und ihre Wirkungsmechanismen etwas besser zu verstehen oder auszudehnen.

Die Ausgangsfrage war: "Wie sind wir entstanden?" und "Wer bin ich?" Die Antwort darauf lautet: Finden Sie es selbst heraus, direkt, in der Stille, dem Nichts, und zugleich der Fülle von dem, was ist.

Viveka (Unterscheidungsfähigkeit) bedeutet nun, zu unterscheiden, was real ist und was nicht. Viveka bedeutet, zu unterscheiden zwischen dem, was ewig und unsterblich ist und dem, was vergänglich ist. Ganz eindeutig unterliegt alles, was geboren wurde der Vergänglichkeit. Alles, was vergänglich ist kann jedoch nicht unsterblich, ewig sein und unterliegt der Vielfalt und der Dualität. Dies zu erkennen ist Viveka.

Viveka bedeutet aber auch ganz einfach im Alltag immer wieder gut hin(zu)schauen und (zu) erkennen, ob das, was man denkt, spricht oder tut gut und wahr ist. Es ist dies eine ausgezeichnete Übung, von der oberflächlichen und dichteren Betrachtungsweise in subtilere Ebenen vorzustossen. Je genauer wir hinschauen, umso genauer und subtiler werden sich die Unterschiede auf allen Ebenen zeigen - physisch, mental-emotional, geistig-spirituell. Dies ist die Übung von Viveka.

Wer alles zu verwerfen vermag, was vergänglich ist, wird unweigerlich die Quelle von Allem "erkennen". Das heisst: wer bei der Betrachtung des Lebens alles, wirklich alles als vergänglich erkennt, was vergänglich ist, wird sich nie mehr täuschen lassen und das Ewige, Absolute in sich erkennen. Im Vedanta wird dieses Verwerfen von allem, was vergänglich ist, als "nicht dies, nicht das" oder "neti neti" genannt.

Erst dann vermag man zu erkennen, dass wir in der Tat alle Eins sind. Bis die Quelle oder der Urgrund oder die Absolute Realität jedoch nicht erkannt ist, tut man gut daran, sich weiterhin in Viveka zu üben und vor Halbwahrheiten auf der Hut zu sein!

Losgelöstheit (Vairagya)

Verwendete Begriffe in diesem Kapitel

Folgende Begriffe/Namen/Abkürzungen werden in diesem Kapitel behandelt und/oder erwähnt:

Abhyasa: Übung.

Vairagya: Nicht-Anhaftung, Losgelöstheit, Begierdelosigkeit, Aufgabe von Wünschen.

Avidya: Unwissenheit. Die Essenz nicht erkennend.

Asmita: Ich-Haftigkeit, Ego. Das Ich, das fälschlicherweise meint, der Körper zu sein und sein "Ich" stetig weiter ausdehnt auf weitere Objekte oder Subjekte. Das ist mein Haus, mein Partner, mein Kind, etc. Aber auch: mein Körper, mein Geist und meine Emotionen, Gedanken, Gefühle, etc..

Raaga: Anziehung, Anhaftung.

Dvesha: Abneigung.

Abhiniveshaah: Angst, ultimativ Todesangst, grosse Anhaftung an das Leben.

Kleshas: Gründe, weshalb wir leiden; das Limitierende im Unlimitierten.

Vritti: Gedankenwelle, Modifikation.

Meditation: Fokussierter, "windstiller" Geist auf den gleichen Gedanken, resp. Meditationsobjekt.

Prakriti: Natur, Urnatur; aktive Prinzip, welche die Manifestation vom gesamten Universum erlaubt; sie ist die Quelle des Universums. Aus ihr entfaltet sich die gesamte Manifestation des Lebens.

Im Einführungskapitel zu Yoga haben wir festgestellt, dass Yoga die Stilllegung der Modifikationen (Vrittis) im Geist ist (Y.S. I §2). Sri Patañjali nennt in den Yoga Sutras die generellen Möglichkeiten oder Instrumente um die Vrittis (Modifikationen/Gedankenwellen im Geist) zur Ruhe zu bringen (Y.S. I §12). Fast schon lapidar nennt er zum einen **Abhyasa** (Übung) und zum zweiten **Vairagya** (Nicht-Anhaftung; Begierdelosigkeit, Aufgabe von selbstsüchtigen Wünschen).

*Um **Vairagya** geht es in diesem Abschnitt.*

Im Begriff *Vairagya* ist der Begriff "*Raga*" enthalten. Dieser kommt bei den sog. fünf Kleshas (Gründe, weshalb wir leiden) vor. Das heisst: Avidya (Unwissenheit), Asmita (Ich-haftigkeit), **Raga** (Anziehung, Anhaftung), Dvesha (Abneigung) und Abhiniveshah (ultimative Todes-Angst/grosse Anhaftung an das Leben).

Da Anziehung und Anhaftung regelmässig auch zu Abneigungen führt, werden raaga-dvesha im Allgemeinen als ein Flügelpaar angesehen, welches zusammen fliegt.

Man kann somit sagen, dass Vairagya nicht nur die Loslösung von Objekten (gesehen oder ungesehen) beinhaltet, sondern auch die Loslösung von Abneigungen jeglicher Art.

Beide - Raaga und Dvesha - sind stark treibende Faktoren, die den Geist stetig in Aufruhr versetzen und immerfort Vrittis produzieren, also Gedankenwellen/Modifikationen.

Hierbei zeigt sich sogleich das grösste Hindernis, weshalb der Geist in Unruhe versetzt wird. Es ist auch einsehbar, dass *Meditation* sehr schwierig ist, solange der Geist von den treibenden Faktoren "Anhaftung/Anziehung und Abneigung" genährt wird. Dies ist denn auch der Grund, weshalb Sri Patañjali die Praxis von Vairagya empfiehlt. Denn: Solange Anziehungskräfte wirken, werden gedankliche Modifikationen stattfinden und damit ein ruhiger Geist verunmöglicht!

An dieser Stelle lohnt es sich auch nochmals darauf hinzuweisen, dass es ein unruhiger Geist ist, der Leiden produziert. Ein in sich ruhender Geist ist es letztendlich, welcher glückselig in Frieden (zufrieden) und in Wahrheit gegründet ist.

Die Übung von Vairagya beinhaltet, den treibenden Faktor der Begierde oder der Begehrlichkeiten zu eliminieren und zumindest stark zu reduzieren. Über das "wie" lässt sich Sri Patañjali noch nicht aus. Zunächst erklärt er einfach in Y.S.I §12, was "getan" werden muss, d.h. die selbstsüchtigen Wünsche und Begierden drosseln. Im Grunde also das, was jede Religion ebenfalls propagiert.

Die Yoga-Philosophie unterscheidet sich hierbei jedoch grundlegend zu einer Religion. Die verschiedenen Religionen operieren oft mit Anreiz- und Glaubenssystemen. So werben sie des öftern mit Eingang in den Himmel und höchste himmlische Sphären, wenn der Mensch sich entsprechend wohl verhält und seine Begierden zügelt. Sri Patañjali tut nichts dergleichen in seinen Yoga Sutras. Das heisst: er erwähnt zwar die positiven Effekte, die sich ergeben wenn man entsprechend übt. Doch tut er dies, weil er präzise ist und nicht, weil es das Ziel wäre. Im Yoga geht es nicht um die positiven Begleiterscheinungen als vielmehr um das höchste Ziel. Somit erklärt Sri Patañjali einfach und pragmatisch, was zu einem unruhigen Geist führt - nämlich Raaga/Dvesha als treibende Faktoren - und was demzufolge eliminiert werden muss, damit der Geist zur Ruhe kommt. Des weiteren interessieren die himmlischen Sphären einen Yogi nicht, da diese ebenfalls der Vergänglichkeit unterliegen und entsprechend zu transzendieren sind.

Im Sutra Y.S. I §15 erklärt Sri Patañjali nun, dass Vairagya - vereinfacht ausgedrückt - bewusste Meisterung über jedwelche Objekte bedeutet. Das heisst: man kann mitten unter den verschiedenen Objekten leben, ohne sich im Geringsten hingezogen zu fühlen. Der Geist lässt sich somit nicht ablenken und bleibt in sich ruhend. Dies gilt für die weltlichen (gesehenen) Objekte, wie auch für die himmlischen (ungesehenen und von den Religionen oftmals versprochenen) Objekte.

Für den Yogi sind letztendlich jegliche Aspekte und Objekte zu transzendieren, die nicht im Selbst ruhen und welche aus Prakriti (Urnatur, Quelle des Universums) geboren wurden.

Note:

Es gilt zu bemerken, dass reine Kontaktlosigkeit zu einem bestimmten Objekt natürlich noch kein Vairagya bedeutet. Der Test kommt, wenn zu einem späteren Zeitpunkt der Kontakt zu einem entsprechenden Objekt (wieder) stattfindet.

Die Frage lautet somit: ist man wirklich losgelöst oder zeigen sich die alten Wünsche wieder? M.a.W. ist der Wunsch vielleicht einfach eine zeitlang in der Versenkung des Geistes verschwunden, weil keine Gelegenheit vorhanden war oder ist er wirklich weg? So ist z.B. ein Alkoholiker, der keinen Zugang zu Alkohol hat, noch nicht (unbedingt) im Zustand des Vairagya.

Im Allgemeinen geht man durch Prozesse mit unterschiedlichen Meilensteinen. Zu Beginn kann es demnach sinnvoll sein, einem Objekt der Begierde (z.B. Alkohol) einfach aus dem Weg zu gehen und es physisch von sich zu halten. Nach einer Weile kann dann z.B. der nächste Schritt kommen, wo man das Objekt zwar sieht (z.B. Alkohol im Geschäft oder bei Einladungen damit konfrontiert wird) jedoch *willentlich* nein dazu sagt. Auch dies ist noch nicht wahres Vairagya. Erst - im allgemeinen nach längerer Zeit - wenn man ohne den geringsten (Begierde-)Gedanken daran zu verschwenden damit umgehen kann, kann man von Meisterung und damit Vairagya i.S.v. Y.S. I §15 sprechen. Das heisst: es hat dann eine absichtliche Zerstörung der Attraktivität (in diesem Bsp. zu Alkohol) stattgefunden und das auf Willen beruhende Verneinen des Objektes transzendiert.

Aus diesem kleinen Beispiel zeigt sich denn auch, wieviel Übung es bedarf, damit Vairagya über sämtliche (selbstsüchtige) Attraktivitäten/Anhaftungen oder Begierden stattfinden kann und der Geist somit nicht fortwährend von aufkeimenden Vrittis in Unruhe versetzt wird.

Übung (Abhyasa)

Verwendete Begriffe in diesem Kapitel

Folgende Begriffe/Namen/Abkürzungen werden in diesem Kapitel behandelt und/oder erwähnt:

Abhyasa: ausdauernde, beharrliche Übung.

Vairagya: Nicht-Anhaftung, Losgelöstheit, Begierdelosigkeit, Aufgabe von Wünschen.

Citta-vritti-nirodha: Stillegung/zur Ruhe kommen der Gedankenwellen/Modifikationen im Geist.

Wenn wir etwas meistern möchten, so ist Übung ein wesentlicher Aspekt davon. Mein Klavierlehrer erklärte mir vor Jahren einmal, dass nur ein ganz kleiner Anteil aus Talent besteht; der weitaus überwiegende Teil besteht aus Übung. Es ist gleichzeitig gewiss, dass ohne den kleinen Anteil des Talentes jedwelche Übung vergebens sein wird. Umgekehrt wird der kleine Aspekt des Talentes ohne Übung ebensowenig zur Meisterschaft führen - egal in welchem Bereich.

Hier nun ist der Fokus auf dem unerlässlichen Aspekt des Übens (Abhyasa) gelegt.

Sri Patañjali erklärt im 1. Kapitel der Yoga Sutras, dass Abhyasa zusammen mit Vairagya unerlässliche Mittel sind, um den Geist in die vollständige Ruhe zu bekommen. Über das "warum" oder das "wie" lässt er sich jedoch (noch) nicht in die Karten blicken. Das "warum" ist hingegen evident und lässt sich aufgrund des Eingangs Gesagtem und mit dem Spruch "es ist noch kein Meister vom Himmel gefallen" erklären.

Stattdessen erklärt Sri Patañjali zunächst in Y.S. I §13f, was unter Übung im technischen Sinne zu verstehen ist. So weist er darauf hin, dass Abhyasa die Anstrengung bedeutet, die benötigt wird, um nachhaltig/stabil im Zustand der geistigen Stille (citta-vritti-nirodha) zu sein.

Mit anderen Worten: das höchste Ziel bedarf der Anstrengung.

Über die Form der Anstrengung oder Übung äussert er sich hingegen nur sehr vage. Dies aus dem einfachen Grund, als jeder Mensch ein ganz eigenes Übungsprogramm bedarf, welches auf die Bereinigung der sehr individuellen Themen ausgerichtet ist, sei es auf physischer, energetischer oder mentaler/geistiger Ebene.

Nichtsdestotrotz sind allgemeine Bemerkungen und Hinweise, was die Übung impliziert, sehr wichtig für das Verständnis. Übung ist in allem wichtig, was wir lernen oder meistern möchten. Ganz speziell stimmt diese Aussage für das Yoga, wo eine (Be-)reinigung des gesamten menschlichen Systems angepeilt wird - physisch, energetisch, mental/geistig.

Aus dem heraus vertieft Sri Patañjali diesen Punkt noch mehr, indem er im folgenden Sutra (Y.S. I §14) erklärt, dass Übung (Abhyasa) dann klar etabliert wird, wenn die Übungspraxis

- für eine lange Zeit,
- ohne Unterbrechung, und
- mit Hingabe

gepflegt wird.

Das heisst: Wenn Yoga zum Ziel führen soll, so ist **Ausdauer, Wille und Hingabe** an das Höchste erforderlich.

Wenn man sich vor Augen führt, was Yoga zum Ziel hat und dass dafür die vollständige Entleerung oder Bereinigung des bewussten- wie auch unbewussten Geistes notwendig ist, mit all seinen Prägungen, Neigungen, Vorstellungen und Erinnerungen, so wird Kompromisslosigkeit (was das Üben betrifft) ersichtlich.

Alle Vorstellungen, die der Geist konstant am Produzieren ist, müssen verabschiedet werden; das ewige Geschnatter unterbunden, negative Gedanken gekappt und alles, was der Vergänglichkeit unterliegt, innerlich losgelassen werden. Daraus wird verständlich, weshalb ein Yogi gut daran tut, sich auf eine lange Zeit ununterbrochenen Übens mit grösster Hingabe einzustellen.

Kurzum: Yoga erfordert Durchhaltewillen, Vertrauen und Hingabe. Alles weitere ergibt sich daraus.

Wirkungen des Übens im Alltag und im Beruf:

Schon nach kurzer Zeit wird ein Übender hingegen feststellen, dass er mehr Energie hat, sich wohler fühlt, eine innere Gelassenheit entwickelt und die Konzentration zunimmt. Dies sind im Grunde bloss Begleiterscheinungen, die bei richtigem Üben normalerweise auftreten. Was ebenfalls zunimmt: man wird sich vermehrt von Dingen und Menschen abgrenzen, die ablenkend oder gar schädlich sind. Dies passiert eher auf ganz natürliche Art und Weise.

Im Beruflichen ist eine verbesserte Konzentration auf das Wesentliche beobachtbar. Ebenfalls wird die Unterscheidungskraft zunehmen zwischen dem, was dienlich und dem, was undienlich (d.h. nutzlos, schädlich) ist.

Gedankenwellen/Modifikationen (Vritti)
Verwendete Begriffe in diesem Kapitel

Folgende Begriffe/Namen/Abkürzungen werden in diesem Kapitel behandelt und/oder erwähnt:

Kaivalya: Befreiung vom Kreislauf der Geburt und des Todes.

Vedanta: Indische Philosophie, wörtlich übersetzt "Ende des Veda", d.h. der als Offenbarung verstandenen Überlieferung (Veda = Wissen).

Yoga: Vereinigung, Anschirren, von Joch (im englischen "to yoke").

Citta: Hier verstanden als Geist; Träger aller Erinnerungen, Prägungen, Neigungen. Wird auch als Unterbewusstsein angesehen.

Vritti: Modifikation, vereinfacht ausgedrückt: Gedanken, die kommen und gehen.

Nirodhah: Stilllegung, zur Ruhe kommend.

Purusha: Das höchste, abstrakte, absolute, ewiglebende, unzerstörbare Selbst.

Atman: Das höchste, abstrakte, absolute, ewiglebende, unzerstörbare Selbst.

Note: *Purusha/Atman* bedeuten im Wesentlichen dasselbe, kommen einfach aus verschiedenen Philosophien (Purusha im Yoga, Atman im Vedanta).

Guna: Attribut, Eigenschaft, Qualität, Faden.

Manas: Ebenfalls mit Geist (engl. "mind") übersetzt. In Manas findet das eigentliche, alltägliche Denken statt. Auch Gewohnheiten werden in Manas antrainiert.

Abhyasa: Übung.

Vairagya: Losgelöstheit; Abwesenheit von Anhaftung oder Abneigung.

Wenn wir Yoga gezielt und stetig praktizieren, so ist das finale Resultat Kaivalya, das heisst Befreiung vom ewigen Kreislauf von Geburt und Tod. So ist das Resultat entsprechend auch das ultimative Ziel eines jeden Yogis.

Wenn wir die Suche nach dem ureigensten SELBST - das Ewige, Unsterbliche, Unendliche, Unzerstörbare - in uns "erkennen" oder "realisieren" wollen, so gehen wir im Grunde den umgekehrten Prozess zurück, d.h. vom physischen, durch die subtilen und kausalen Körper/Ebenen ins Eine. Im Vedanta wird der Urgrund von allem auf individueller Ebene Atman genannt und im Yoga spricht man von Purusha.

Wenn man das eigene SELBST „realisiert" und alle Bindungen gelöst sind, so ist man frei. Das ist das ultimative Ziel von Yoga.

Zur Wiederholung. Das Mittel, um das Ziel von Yoga zu „erreichen" ist **„Yogas Citta Vritti Nirodhah"**. Dies bedeutet übersetzt in etwa: Yoga ist die Stillegung der Modifikationen (oder Gedankenwellen) des Geistes (Y.S. I §2).

(Yoga = Verbindung, Union; Citta = „mind", Unterbewusstsein oder Geist; Vritti = Gedankenwellen/Modifikation; Nirodhah = Stilllegung oder Unterdrückung der Modifikationen)

Im Folgenden widmen wir uns der quasi technischen Ursache für die Unruhe im Geist, den sog. Vrittis.

Es wird geschätzt, dass der Mensch pro Tag ca. 60'000 Gedanken hat. Wollten wir diese Gedanken und die damit verbundenen gedanklichen Wellen einzeln zur Ruhe bringen, so erscheint dies als schier unmöglich anmutende Aufgabe. Die Gedanken finden zwar im Geist (engl. "mind") statt, werden jedoch durch Prägungen, Tendenzen oder Wünsche ausgelöst, die im Citta (Träger von Erinnerungen, Prägungen, Neigungen) sitzen. Das heisst, aus Citta kommen die sog. Vrittis hoch, welche man sich als eine Art Welle vorstellen kann. Durch die Aktivität des Denkens werden im Grunde non-stop Vrittis aktiviert. Es sind diese Vrittis, welche zur Ruhe kommen sollen, damit schliesslich die ureigene Natur und Essenz erkannt werden kann. Das heisst entsprechend, dass die Anzahl Vrittis abnehmen soll, bis Citta schliesslich leer ist und keine Gedankenwellen mehr "getriggert" werden. Erst wenn der Geist vollkommen zur Ruhe kommt - wie ein spiegelglatter See - ist die Essenz unserer Natur erkennbar. Dann ist der ultimative Nirodah Zustand "erreicht".

Gedanken oder Vrittis werden jedoch nicht nur bewusst kreiert. Die meisten Gedankenwellen kommen tatsächlich, ohne dass wir ihnen so richtig bewusst sind. Viele der Aktivitäten laufen tatsächlich im Hintergrund ab, prägen jedoch viele unserer Verhaltensmuster - seien es positive, neutrale oder negative. Erst durch das nach Innen schauen erkennen wir nach und nach, wie diese "Hintergrund"-Aktivität unser Verhalten, Denkmechanismen, etc. beeinflusst.

Sri Patañjali nun, definiert **fünf Gruppen von Vrittis** oder Gedankenwellen (Y.S. I §5ff):

1. Wahre Gedanken,
2. Unwahre Gedanken,
3. Fantasie, Imagination,
4. Schlaf und
5. Erinnerung.

Wahre Gedanken wiederum lassen sich in 3 Unterarten aufteilen:

a) Direkte Wahrnehmung über die Sinne,
b) Rationale, logische Herleitung oder
c) Erklärung von einer Person, die die Wahrheit spricht.

Unwahre Gedanken können entstehen, wenn man sich im Irrtum über eine bestimmte Sache befindet: z.B. wenn man meint, man nimmt eine Schlange auf dem Weg wahr, welche sich bei näherer Betrachtung jedoch bloss als ein Stück Seil entpuppt.

Wenn man sich im Reich der **Fantasie** bewegt, so besteht kein Bezug zu einem reellen Objekt. Dasselbe gilt im **Schlafzustand**.

Wenn die Gedanken aus der **Erinnerung** kommen, so gründen diese auf eine bestimmte Erfahrung oder Prägung.

Warum gruppiert Sri Patañjali die Vrittis? - Nun, wenn wir uns gewahr werden, dass wir Tausende und Abertausende von Vrittis zur Ruhe bringen müssten, so erscheint dies als schier unmögliche Aufgabe. Ein Organisieren in fünf Gruppen lässt die Aufgabe hingegen als machbar erscheinen. Vorab zeigt es, dass wir mit System herangehen können und nicht wie blinde Hühner hier und dort und überall picken müssen.

Ein weiterer Aspekt ist der Folgende: wenn wir beginnen, unsere Gedanken etwas genauer anzuschauen, so werden wir erkennen, dass ein überwiegender Teil vermutlich im Fantasie-Bereich liegt. Diese Art Gedanken sind im Grunde vollkommen nutzlos und man vergibt sich nichts, wenn man diese konsequent - immer und immer wieder - "einfach" innerlich kappt. Der Leser wird überrascht sein, wieviel Ruhe alleine schon dieses Kappen aus dieser Gruppe bringt.

"Die Vrittis (Modifikationen) im Geist sind 5-facher Art und entweder schmerzhafter Natur oder nicht-schmerzhafter Natur (Y.S. I §5)".

Ganz lapidar spricht Sri Patañjali hier von entweder "schmerzhaft" oder "nicht schmerzhaft". Das heisst: für einen Yogi oder jemanden, der wahre

Unterscheidungsfähigkeit besitzt, ist alles, was der Natur unterliegt, letztendlich Leid produzierend! Dies ist aufgrund von Leid, welches wiederum aufgrund von Veränderung, Angst und Prägungen erfolgt, aber auch aufgrund der sich widersprechenden sog. Gunas (siehe folgendes Kapitel) sowie der Modifikationen (Vrittis) im Geist (Y.S. II §15).

Aus oben Gesagtem folgt, dass auch die Vrittis, die angenehmer Natur sind, unter die "schmerzhaften Vrittis" fallen. Die Vrittis, die unter die "nicht-schmerzhafte Natur" fallen, beziehen sich auf die losgelösten Modifikationen im Geist. Also diejenigen, wo man nicht auf irgendeine Art in eine Beziehung tritt, die weder eine angenehme noch eine leidvolle Emotion, Gefühl oder Gedanken auslöst. Die meisten unserer Wahrnehmungen, respektive Nicht-Wahrnehmungen, fallen letztendlich unter diese neutrale Kategorie (z.B. wenn man einer Strasse entlang geht und nicht jede "Ameise" wahrnimmt, die einem über den Weg läuft).

Der zweite Punkt aus dem Sutra (Y.S. I §5) bezieht sich auf den Inhalt im Geist. Indem er die Vrittis nach 5 Kategorien klassifiziert, zeigt Sri Patañjali auch, dass alle unsere Erfahrungen im Bereich des Geistes letztendlich aufgrund von Modifikationen entstehen. Wenn man diese Modifikationen entsprechend vollständig zur Ruhe bringt (wie in Y.S. I§2 erwähnt), so "zerstören" wir das, was uns nach unten zieht, d.h. das, was der Vergänglichkeit unterliegt. Gleichzeitig vermag in der Stille das Wahre sich (nach und nach) zu zeigen.

Durch Üben (Abhyasa) und Losgelöstheit (Vairagya) erkennen wir, dass jegliche Gedanken vergänglich sowie Teil des Gemüts sind und somit nicht wirklich/real sind. Das heisst: sie kommen und gehen.

Eigenschaft, Qualität (Guna)

Verwendete Begriffe in diesem Kapitel

Folgende Begriffe/Namen/Abkürzungen werden in diesem Kapitel behandelt und/oder erwähnt:

Guna: Eigenschaft, Aspekt, Qualität. Die yogische Philosophie (inkl. weitere Systeme, Religionen oder Philosophien) erkärt, dass alles in der Natur auf den drei Gunas - tamas, rajas, sattva - basiert. So ist auch der Mensch eine Kombination von drei Aspekten oder Qualitäten, die ineinander verwoben sind wie ein Zopf.

Tamas Guna: Träge, faul, regungslos.

Rajas Guna: Aktiv, aggressiv.

Sattva Guna: Rein, harmonisch, ausbalanciert.

Baghavad Gita (B.G.): Lobgesang von Lord Krishna (des Herrn) an Arjuna - seinen Freund und Krieger.

Tattvabodha von Adi Sankaracharya: Untersuchung, Nachforschung in die Realität, dem was ist.

Advaita: Nicht-Dualität.

Maya: Alles, was der Natur unterliegt, zu ihr gehört. Vedantischer Begriff für "Illusion".

Prakriti: In der yogischen Betrachtungsweise entspricht Prakriti im Wesentlichen dem Gesagten zum Begriff "Maya".

Vedanta: "Das Ende des Veda". Veda heisst Wissen und Vedanta ist der Teil, welches die Offenbarungen enthält.

Adi Sankaracharya: Der grosse Weise (788 - 820 n.Chr.), der die Sichtweise der Nicht-Dualität (Advaita) konsolidierte und in seinem kurzen Leben für einige der grössten Werke aus dem Vedanta/Advaita bekannt ist.

Gemäss Yoga basiert alles seit Beginn der Schöpfung auf dem Zusammenspiel von drei Qualitäten oder Aspekten, die sog. Gunas. Die gesamte Natur, vom subtilsten Bereich bis in die grobstoffliche Ebene, ist diesem Zusammenspiel zu verdanken. Es wird in folgende drei Qualitäten unterteilt:

1. *Sattva:* Harmonischer, ausbalancierter Aspekt.
2. *Rajas:* Aktiver Aspekt.
3. *Tamas:* Inaktiver und träger Aspekt.

So wird jede Situation, jede Handlung und Verhaltensweise in der gesamten Natur durch oder von einer dieser drei Aspekte dominiert. Das rein Physische wie auch das Geistige werden von diesen drei Gunas geprägt (siehe u.a. Baghavad Gita, 14.5ff, aber auch Tattvabodha, Kap."Maya" für vertieftes Wissen).

Eine unendliche Vielfalt an verschiedenen "Namen und Formen" und Qualitäten wird durch die schier unendliche Anzahl an Permutationen und Kombinationen dieser drei Gunas ermöglicht. Man kann es vergleichen mit den Möglichkeiten des gesamten Farbspektrums, welches miteinander und ineinander verwoben ist. D.h., es geht vom dunkelsten ins hellste und unendlich viele Kombinationen gehen daraus hervor.

In diesem Kapitel wird das Augenmerk nun auf den Einfluss der Gunas für die geistige Entwicklung gelegt.

Schere - Stein - Papier

Eine sehr schöne Möglichkeit aus meiner Sicht in der man die Wirkung der Gunas beschreiben kann, ist anhand des Kinderspiels "Schere - Stein - Papier". Sie kennen dieses Spiel sicher. Die Faust ist der Stein und gewinnt (erschlägt) gegen die Schere, die mit zwei gespreizten Zeige-und Mittel-Fingern dargestellt wird. Die Schere wiederum gewinnt (schneidet) gegen Papier, welches mit der ausgestreckten Handfläche angezigt wird. Papier gewinnt (umwickelt) schliesslich gegen den Stein.

Was heisst dies nun "Guna-technisch" gesprochen?

Nun, der Stein repräsentiert das Tamasische und erschlägt die Schere, welches das Rajasische verkörpert. Mit anderen Worten: das rein Tamasische geht (in diesem Beispiel) ohne Rücksicht auf Verluste vor, um zu erhalten, was es will. Das Rajasische oder Aktive wiederum gewinnt, indem es den Gegner nach seinem Willen "zurecht schneidet". Es manipuliert und geht opportunistisch vor. Das Rajasische ist vielleicht nicht ganz so leicht zu erkennen, wie das Tamasische und die Wirkung ist nicht ganz so zerstörerisch, wie das Tamasische Verhalten. Dennoch: es will dem Anderen seine Vorstellung aufdrängen und es "zurecht schneiden".

Wie sieht es nun mit dem Sattvischen Verhalten aus? Bezeichnenderweise möchte das Sattvische den "Gegner" weder zerstören noch nach seinem Willen verändern. Im Spiel umwickelt es den Stein, lässt den Stein jedoch vollständig erhalten.

Das Sattvische macht sich nicht klein oder schwächer, als das Rajasische oder Tamasische. Im Gegenteil: Nichts ist stärker als das Sattvische. So zeichnet sich das Sattvische durch Geduld, Klarheit, Ehrlichkeit und Wahrhaftigkeit aus. Ein sattvischer Mensch lügt nicht, manipuliert nicht und zerstört nicht mutwillig.

Note: Im Allgemeinen sind wir eine Kombination der drei Gunas, mit einem Hang in die eine oder andere Richtung. Es ist auch nicht immer klar erkennbar, welches der drei Gunas gerade am wirken ist. Dies erfordert viel Übung in Viveka (Unterscheidungsfähigkeit) und sehr genaues Hinschauen.

Wirkungen der Gunas im Alltag

Wie wirken sich die Gunas nun auf den Alltag aus? Schauen wir hier als Beispiel eine verkehrsreiche Situation auf der Autobahn an:

Der reine **sattvische Zustand** versetzt den Menschen in eine wache, konzentrierte und dennoch gelöste Aufmerksamkeit. Dies erlaubt dem Fahrer sich der Situation, so wie sie sich präsentiert, ohne Ärger anzupassen und zu akzeptieren. Die freien Lücken werden ohne Drängeln wahrgenommen. Eine stressfreie Fahrt ohne (selbstverursachten) Zeitverlust ist diesem Fahrer sicher. Was ebenfalls in diesem Zustand zu erwähnen ist: es entsteht eine Rücksichtnahme und ein Flow, der weder andere Verkehrsteilnehmer behindert noch zu irgendwelchen Rückstaus führt.

Ganz anders das entsprechende Verhalten und Empfinden eines Fahrers, der in einem **rajasischen Zustand** ist. Dieser Fahrer wird versuchen, jede Lücke zu nehmen - ohne Rücksicht auf die anderen Verkehrsteilnehmer. Er/sie wird drängeln, zu nahe auffahren und zu übermässigen Bremsmanöver angehalten sein. Diese haben regelmässig einen "Ripple-Effekt" (Rücklauf oder Nachfolge-Effekt) zur Folge, welche alle anderen Verkehrsteilnehmer ebenfalls zum bremsen veranlassen. - Die Folge? Staus, Stress, Unfall-Gefahr werden deutlich erhöht. Und dies ohne den allfälligen positiven Effekt, dass dieser Typ Fahrer schneller an sein Ziel kommen würde. Er wird jedoch gestresst sein und entsprechend einen negativen Effekt auf alle anderen ausüben.

Wie sieht ein **tamasischer Zustand** aus? Hier gibt es zwei Möglichkeiten: die eine ist, dass der Fahrer sich noch rücksichtsloser verhält als ein Fahrer im rajasischen Zustand und andere Verkehrsteilnehmer massiv bedrängt oder behindert. Die andere Möglichkeit ist allerdings auch, dass dieser Fahrer sehr langsam fährt und ebenfalls alle anderen behindert.

Drei Zustände, die unterschiedliche Wirkungen zeitigen. Der sattvische Zustand ist natürlich der Angenehmste. Nun sind wir jedoch selten ausschliesslich nur in einem Zustand. Im allgemeinen sind wir ein Mix von diesen drei Möglichkeiten, wobei eine der drei grundsätzlich vorherrschend ist. So können wir in einem sattvischen Zustand sein bis etwas Unvorhergesehenes passiert. Dies kann dann schnell in ein rajasisches oder gar tamasisches Verhalten münden (Man denke da an die weiter oben erwähnten Vrittis und Prägungen, die getriggert werden im Geist).

Kurzum: es sind sehr viele sich laufend ändernde Kombinationen möglich.

Das Ziel selbstredend ist in einem möglichst sattvischen Dauer-Zustand zu sein und sich entsprechend sattvisch zu verhalten, d.h. harmonisch, rücksichtsvoll, weder drängelnd noch behindernd - ausbalanciert eben. Wie alles im Leben bedeutet dies: Übung, Übung, Übung.

Wirkungen der Gunas im Berufsleben und in der Politik

Aus oben Gesagtem dürfte es dem Leser leicht fallen, sich selbst ein paar Beispiele tamasischer, rajasischer und sattvischer Natur zu überlegen.

Dennoch möchte ich es hier nicht unterlassen, das eine oder andere Beispiel zu verdeutlichen.

Als leuchtendes **sattvisches Beispiel** in der Politik kann Mahatma Gandhi genannt werden. Er hat dieses sattvische Ideal in höchstem Masse versinnbildlicht, indem er mit äusserster sattvischer Geduld seinen Gegner (das Vereinigte Köngreich Englands) solange "umwickelte", bis es Indien an ihre rechtmässigen Bewohner in Freundschaft zurückgegeben hatte. Was nach dem Abgang Englands geschah, ist ein anderes Thema. Wichtig hierbei ist zu erkennen, dass ein einziger sattvischer Mensch genügt, um ein Grossreich mit viel Geduld und Hartnäckigkeit dazu zu bewegen, sich letztendlich auf friedliche Art und in Freundschaft zu verabschieden.

Dieses Beispiel zeigt jedoch auch sehr deutlich, dass es nicht genügt, sich nur während einer bestimmten Periode sattvisch zu verhalten. So führte die Trennung von Pakistan zu Indien zu einer intensiven Auseinandersetzung, die bei weitem nicht rein sattvischer Natur war oder ist.

Dieses Beispiel zeigt, wie stark die Gunas wirken und wie schnell Situationen sich verändern. Das heisst: **sattvisches Verhalten** bedarf der kontinuierlichen Übung und Aufmerksamkeit!

Im Geschäftsleben z.B. können wir vorab auf der Geschäftsebene von Grosskonzernen eher typisches **rajasisches Verhalten** erkennen, Tendenz zunehmend. Sattvisches Verhalten kommt eher zu kurz. - Welche der drei Guna-Qualitäten dominierend ist, kann allerdings nur im Einzelfall erkannt und bestimmt werden.

Das Ziel sollte darin liegen, eine Guna-Kombination zu fördern, welche das Sattvische dominieren lässt. Diese Qualität oder Aspekt allein kann zu einer friedlichen, ausgeglichenen und wohlstandsfördernden Gesellschaft führen.

Eine **gute Übung** für den ernsthaft praktizierenden Yogi ist zunächst einmal, die Unterschiede und Wirkungsmechanismen der drei Gunas zu erkennen - bei sich, bei anderen, in der Natur, in Organisationen, etc. Durch das Erkennen bei sich selber wird man entsprechend auch bei sich selber ansetzen, wenn es um Korrekturen des eigenen Verhaltens (sowie Denken und Sprechen) geht. Dies ist letztendlich der einzige Ort, wo es sinnvoll ist anzusetzen. Alles weitere ergibt sich daraus.

Note: Eine verwirklichte oder erleuchtete Person hat die Gunas transzendiert und wird in dem "Zustand" nicht mehr von diesen beeinflusst.

Die Gunas haben natürlich eine grosse Wirkung auf die Art und Weise, wie wir denken und sprechen. Um den Geist und die Denkmechanismen geht es im nächsten Kapitel.

30

Die vier Funktionen des Geistes

Verwendete Begriffe in diesem Kapitel

Folgende Begriffe/Namen/Abkürzungen werden in diesem Kapitel behandelt und/oder erwähnt:

Antahkarana: Inneres Instrument oder Organ, welches die folgenden vier Funktionen beinhaltet:

- **Citta:** Individuelles Bewusstsein, inklusive unterbewusste Schichten des Geistes; Speicher von Erinnerungen und Prägungen und Neigungen, welche durch Erfahrungen und Wahrnehmungen jeglicher Art kontinuierlich stattfinden.
- **Manas:** Der rationale Geist/Verstand, herkömmlich im Englischen als "mind" übersetzt. Manas ist mit den Sinnen, Gedanken, Wahrnehmungen, etc. beschäftigt.
- **Buddhi:** Der höhere Intellekt und höhere Intuition
- **Ahamkara:** Der Ich-Macher von Aham = Ich, Kara = von machen. D.h. also das Ich (Ego), das fälschlicherweise meint, der Macher zu sein.

Vritti: Gedankenwelle/Modifikation.

Guna: Eigenschaft, Qualität. Bestehend aus:

- **Tamas:** Träge und inaktiv.
- **Rajas:** Aktiv.
- **Sattva:** Harmonisch, rein, ausgewogen.

Ashtanga Yoga: Achtgliedriger Pfad. Auch Raja Yoga (Königsweg) - nach Vivekananda benannt.

In diesem Kapitel wenden wir uns dem Geist zu.

Der Geist/Verstand ist die grosse Barriere zum ureigenen Selbst. Wir können uns drehen und wenden und winden: solange der Geist nicht in die Stille kommt, ist das ureigene Selbst nicht erkennbar, erfahrbar, realisierbar - wie immer man diese direkte Erfahrung oder Nicht-Erfahrung beschreiben mag.

Dies bedeutet sehr pragmatisch, dass der Geist zunächst in einen sattvischen (reinen, harmonischen) Zustand kommen muss. Dies alleine sorgt für einen ruhigen Geist und die Möglichkeit, darüber hinaus gehen zu können.

Im Yogischen wird nun nicht nur von "dem Geist" gesprochen, was im Englischen mit "mind" übersetzt wird; es erfolgt demnach eine differenziertere Betrachtungsweise. Einerseits spricht man von einem inneren Instrument oder Organ, **Antahkarana**. Andererseits spricht man diesem inneren Instrument folgende vier Funktionen zu:

1. **Citta** (Speicher von Erinnerungen, Prägungen, Neigungen),
2. **Manas** (Verstand, allg. Geist oder "mind"),
3. **Buddhi** (höherer Intellekt, höhere Intuition),
4. **Ahamkara** (Ich-Macher, Ego).

Diese vier Funktionen wollen wir nun etwas näher betrachten.

Citta

Zur Erinnerung: **Citta** wird schon im zweiten Vers in den Yoga Sutras erwähnt. So weist Sri Patañjali darauf hin, dass die Unruhe oder Gedankenwellen (vrittis) im Citta zur Ruhe (nirodah) kommen müssen.

Citta ist der Speicher für alle Erinnerungen, Prägungen und Neigungen. Das heisst: alles, was wir erfahren, wahrnehmen, fühlen, hören, sehen, etc. wird bewusst oder unbewusst gespeichert. Während des Wachzustandes sind die fünf Sinne konstant mit dem Geist in aktiver Verbindung. So werden die ganze Zeit irgendwelche Bilder, Töne, Gerüche, etc. aufgenommen und gespeichert. Es ist primär dieses Reservoir an Informationen, mit dem der Geist während des Traumzustandes spielt. Es sind jedoch auch die in den verschiedenen unbewussten Schichten begrabenen Prägungen und Neigungen, die oft unerkannt und im Hintergrund unsere Persönlichkeit und Verhaltensmuster definieren. Sie können sehr tief begraben liegen und uns vermeintlich kaum stören.

Zum Beispiel kann jemand eine Abneigung gegen öffentliche Auftritte haben. Je nachdem kann dies stören oder nicht. So kann diese Prägung z.B. dazu führen, dass man sich eine Beschäftigung sucht, wo dieses Thema nicht zum Tragen kommt. Mit anderen Worten: der Geist sucht ganz automatisch nach Strategien, wie er mit Zu-oder Abneigungen (d.h. Prägungen) umgehen kann. Oft sind dies sehr harmlose und nützliche Strategien, die uns helfen, den Alltag einigermassen gesund und mit Freude zu bewältigen. Es gibt jedoch auch Prägungen und Neigungen, die immer wieder störend wirken, wie eben z.B. eine Abneigung gegen öffentliche Auftritte. Diese Prägung und Neigung wird jedesmal getriggert, wenn wir aufgefordert werden, genau das zu tun, wo wir uns innerlich sperren.

Kurzum: Alle Informationen über unser Leben sind im Citta abgelegt. Diese Informationen werden immer wieder durch das Leben selbst aktiviert - mal bewusst, mal unbewusst. So steigen aufgrund unserer Prägungen, Neigungen, Erinnerungen, etc. konstant irgendwelche Gedankenwellen hoch, die sog. Vrittis. Es sind diese Vrittis, die zur Ruhe kommen sollen (Y.S. I §2).

Dies geschieht, indem Citta geleert wird von Erinnerungen, Prägungen und Neigungen, welche Unruhe produzieren. Wenn nichts mehr da ist, was eine Welle produzieren könnte, herrscht Stille im Geist. Damit ruht der Yogi in sich selbst (Y.S. I §3). Es ist wie der berühmte Kelch, der leer sein muss, damit es mit Licht oder dem was IST gefüllt werden kann.

Manas

Manas ist der Verstand und wird im Allgemeinen mit "Geist" oder im Englischen mit "mind" übersetzt. Es ist dieser Geist, der trainiert wird und Dinge lernt wie das ABC oder das 1x1. Gewohnheiten werden im Manas erlernt - positive wie negative. Das (niedere) rationale, gewohnheitsmässige wie auch instinktive Denken findet hier statt. Das konstante Geschnatter, dass wir oft am Abend beim Einschlafen mit Vehemenz wahrnehmen können, gehört zum Bereich von Manas. Viele Alltagsübungen zielen denn darauf ab, dieses Geschnatter zu beruhigen.

Dieses Geschwätz - jeglicher Art - ist eine Folge der Vrittis, die aus dem Citta hoch kommen. Das heisst: Gedankenwellen werden aufgrund der gelagerten Neigungen, Prägungen, Erinnerungen, Gefühlen, Emotionen, etc. aktiviert.

Des weiteren kann Manas ("mind") in fünf Stadien oder Zustände unterteilt werden:

1. *träge*, dumpf;

2. *zerstreut*;

3. *oszillierend*;

4. *ein-pünktig* (sehr konzentriert);

5. *still*.

Die vielen Achtsamkeits- und Meditationsübungen zielen darauf ab, Manas zu kontrollieren und eine hohe Konzentrationsfähigkeit zu trainieren, bis der Geist ein-pünktig auf einen Gedanken fokussiert werden kann (ohne abzuschweifen). Manas wird einfacher zu kontrollieren, je sattvischer das Gemüt ist, d.h. je "freundlicher" die

Prägungen im Citta sind. Hierbei zeigt sich, wie wichtig es ist, dem Geist (Citta) möglichst gute Bilder, Töne, Gerüche, etc. zuzuführen und negative Einflüsse möglichst zu vermeiden.

Buddhi

Buddhi ist der höhere Intellekt, die höhere Intuition. Wenn wir uns intensiv mit einem Thema beschäftigen und aufs Mal diesen "Aha-Effekt" der Erkenntnis haben, so ist Buddhi am wirken. Oder anders gesagt: der Verstand (Manas) ist für einen Moment still genug, dass Buddhi durchscheinen kann.

Buddhi verhilft uns, unterscheiden zu können, was für uns gut und was weniger dienlich ist. Je ruhiger der Geist/Verstand ist, desto besser nehmen wir Buddhi wahr und vermögen zu erkennen, was richtig und was falsch, was wahr und ewig ist und was der Vergänglichkeit unterliegt.

Mit anderen Worten: Buddhi wird vom innersten Selbst, vom Licht bestrahlt. Je unruhiger der Geist (Manas) ist und je mehr Citta mit Prägungen, Neigungen, Emotionen, Erinnerungen, etc. gefüllt ist, desto weniger können wir Buddhi wahrnehmen; desto schwieriger ist es, Klarheit zu erhalten und gute Unterscheidungsfähigkeit zu praktizieren.

Buddhi ist wie das Janus-Gesicht. Es kann sich nach innen wie nach aussen wenden. Mit "innen" ist nicht Introvertiertheit gemeint, sondern in die Stille gehen und nach innen zu schauen. Wenn Buddhi nach aussen gerichtet ist, so reagiert es auf Manas und die fünf Sinne.

Ein weiterer Aspekt, der hier zum Tragen kommt, betrifft die drei Gunas. Diese sind wie ein Spiegel. Je stärker der Geist von Rajas und Tamas Guna beeinflusst wird, umso unruhiger ist die Sicht auf diesen Spiegel. Wenn viele Unreinheiten vorhanden sind, welche durch Tamas und Rajas bewirkt werden, so vermag der Geist (manas) die Klarheit vom höchsten Selbst (d.h. vom Licht) nicht zu verstehen. Dieses Licht wird durch die Bewegung der Gunas in alle Richtungen abgelenkt. Entsprechend fällt es uns schwer, zu erkennen, was in einem jeweiligen Moment richtig oder falsch, wahr oder unwahr ist. Nur wenn vorab Sattva Guna am wirken ist und damit eine Reinheit und Harmonie in Gedanken, Sprache und Handlung vorherrscht, kann das innerste Licht ungebrochen durchscheinen.

Ahamkara

Ahamkara bedeutet übersetzt der Ich-Macher; das Ego mit anderen Worten. Es meint, die Kontrolle über den Körper und Geist zu haben und identifiziert sich entsprechend damit. Es kann wiederum in der Kombination der drei Gunas aktiv sein. Im universellen Kontext kreiert es sich laufend selbst, wobei die individuelle Wahrnehmung des Seins ein Teil der Manifestation ist. In der Erweiterung des "Ich" identifiziert es sich jedoch auch mit den angehängten Objekten, wie "mein Haus", "meine Familie", "mein dies und das", "ich tue dies und das".

Zu erkennen, dass nichts dem Ego gehört und dass das Ego bloss eine künstliche Identität und letztendlich Projektion ist, ist vielleicht eine der wichtigsten Einsichten überhaupt.

Alle vier Funktionen (Citta, Manas, Buddhi, Ahamkara) gehören zum inneren Instrument (Antahkarana) und wirken wechselseitig und interaktiv. Manas ist eher "oberflächlicher" Natur, während Buddhi von weiter innen kommt. So, wenn es aufs Mal "klickt" und wir ein inneres Wissen haben, dass vollkommen klar ist. Abraham Maslow hat diesbezüglich von "Peak Experience" (Gipfelerfahrung) gesprochen. Jedesmal wenn wir Entscheide fällen, die unsere persönliche Ent-Wicklung begünstigt, wird das Antahkarana (das innere Instrument) gesamthaft betrachtet etwas ruhiger, klarer und glücklicher.

Note: *Yoga richtig ausgeführt, unterstützt und begünstigt die Fähigkeit, Entscheide zu fällen, die den Geist gesamthaft ruhiger, klarer werden lassen.*

Sri Patañjali erwähnt in den Yoga Sutras unter anderem den Übungs-Pfad des sog. Ashtanga Yoga, den achtgliedrigen Pfad. Dieser wurde im Westen vor allem sehr bekannt unter dem Namen des Raja Yoga, der Königsweg unter den verschiedenen Yoga-Pfaden. Ashtanga Yoga hat den Vorteil, dass er das ganze Spektrum eines Übungsweges umfasst und im Grunde von jeder Person geübt werden kann. Um eben diesen achtgliedrigen Yoga-Pfad (Ashtanga Yoga) geht es im folgenden Kapitel.

Ashtanga Yoga - Achtgliedriger Pfad

Verwendete Begriffe in diesem Kapitel

Folgende Begriffe/Namen/Abkürzungen werden in diesem Kapitel behandelt und/oder erwähnt:

Ashtanga Yoga: Achtgliedriger Pfad nach Sri Patañjali, auch Raja Yoga genannt.

Raja Yoga: Königsweg des Yoga.

Yama: Im Yoga werden fünf ethische, sozial-verträgliche Verhaltensregeln, die sog. Yamas, genannt. Es sind dies:

- *Ahimsa:* Nicht schaden, oft mit Gewaltlosigkeit übersetzt.
- *Satya:* Wahrhaftigkeit (nicht lügen).
- *Asteya:* Nicht stehlen.
- *Brahmacharya:* (Sexuelle) Zurückhaltung.
- *Aparigraha:* Nicht Besitzergreifen.

Niyama: Im Yoga werden fünf persönliche Disziplinen genannt. Es sind dies:

- *Sauca:* Reinheit.
- *Samtosha*: Zufriedenheit.
- *Tapah:* Askese, zweilen auch Kasateiung.
- *Svadhyaya:* Studium des Selbst (nicht Ego).
- *Ishvara-Pranidhanaa:* Hingabe an Gott (das Höchste).

Asana: Körperhaltung. Im Grunde ist jede körperliche Haltung ein Asana.

Prana: Vitale Kraft, die in ständiger Bewegung ist und alles belebt. Auch vitale Lebensenergie genannt.

Pranayama: Atem-Techniken zur Pranaregulierung.

Nadi: Energiekanal

Pratyahara: Rückzug/Kontrolle der fünf Sinne.

Dharana: Konzentration.

Dhyana: Meditation.

Samadhi: Absorption mit dem Meditationsobjekt.

Vibhuti Pada: Drittes Kapitel der Yoga Sutras; Kapitel über die Fähigkeiten.

Übersicht

Yoga ist im Westen vor allem mit dem sog. Ashtanga Yoga bekannt geworden. Im Laufe des Jahrhunderts haben sich allerdings eine Vielzahl von verschiedenen Yoga Stile entwickelt und etabliert. Im Folgenden soll es um den klassischen **Ashtanga Yoga** gehen, welches in den **Yoga Sutras von Sri Patañjali** aufgeführt wird.

Die Yoga Sutras ist eines der wichtigsten Werke, die es zum Yoga gibt. Es ist in vier Kapitel eingeteilt, respektive ruht auf den folgenden vier Säulen:

1. **Die erste Säule** befasst sich mit dem Geistigen, dem Ziel von Yoga, die Mittel, geistigen Hindernisse sowie den verschiedenen Entwicklungsstadien bis zum höchsten Zustand.
2. **Die zweite Säule** handelt von den Übungen oder Methoden.
3. **Die dritte Säule** erklärt zunächst drei nach innen gerichtete Techniken und weist auf die verschiedenen Wirkungen und Fertigkeiten hin, die erreicht werden können.
4. **Die vierte Säule** schliesslich handelt von der Befreiung.

Der **Ashtanga Yoga** (achtgliedriger Pfad) wird auch **Raja Yoga** genannt, also der Königsweg im Yoga.

Ob man diesen Yoga Pfad quasi Stufe um Stufe erklimmt oder mehrere Stufen/Glieder parallel übt ist sicherlich eine individuelle Entscheidung. Sri Patañjali äussert sich nicht wirklich dazu. Allerdings lässt sich eine gewisse Aufteilung zwischen den eigentlichen Übungsstufen und dem inneren Praktizieren feststellen.

So sind die **ersten fünf Glieder** dem Äusseren gewidmet. Es sind dies:

1. Yama (Soziale Regeln),
2. Niyama (Persönliche Disziplinen),
3. Asana (Körperhaltungen),
4. Pranayama (Atem-Techniken zur Pranaregulierung) sowie
5. Pratyahara (Rückzug der Sinne).

Diese fünf aufs Äussere fokussierten Glieder bilden denn auch den Abschluss des zweiten Kapitels der Yoga Sutras, welches von den Übungen handelt.

Die **letzten drei Glieder** des Ashtanga Yoga werden zu Beginn des dritten Kapitels behandelt, das Kapitel der Fertigkeiten oder der Perfektion. Es sind dies:

6. Dharana (Konzentration),
7. Dhyana (Meditation) und
8. Samadhi (Absorbtion).

Diese Zwei-Teilung mag auf den ersten Blick etwas erstaunen. Sri Patañjali hat jedoch nichts ohne einen bestimmten Grund getan. Dies wird deutlich, wenn man sich vor Augen führt, welches die Wirkung ist, die das Üben der ersten fünf Stufen mit sich bringt. Wer soweit ist, dass er die Sinne nach innen ziehen kann und entsprechend unter Kontrolle hat, dem wird die Technik der nach innen gerichteten Konzentration, Meditation und Absorption ziemlich leicht fallen. Ein Stück weit könnte man die Meinung vertreten, dass die Techniken der Konzentration, Meditation und Absorption eine Folge der intensiven Übung und Meisterung der ersten fünf Glieder ist. Trotzdem bedürfen auch die letzten drei Glieder der Praxis.

Die Verteilung auf zwei Kapitel zeigt jedoch auch, dass die Fertigkeit und Technik der Konzentration, Meditation und Absorption kaum ohne eine umfassende Bereinigung der Aspekte zu erhalten ist, die nach aussen gerichtet sind und damit den Geist (Manas) nach aussen ziehen.

Praktisch bedeutet dies z.B., dass eine inwendig gerichtete Konzentration unmöglich ist, wenn man nicht still und ruhig sitzen kann (weil z.B. der Körper irgendwo schmerzt) oder der Geist ständig von den Sinnen abgelenkt wird, welche ihre Ansprüche stellen.

Es gibt allerdings noch einen weiteren Hinweis, weshalb es Sinn ergibt, dass die drei letzten Glieder zu Beginn des dritten Kapitels aufgeführt werden und nicht ins zweite Kapitel integriert worden sind. Das dritte Kapitel heisst im Sanskrit "vibhuthi padah" und wird herkömmlich mit "Dem Kapitel über die psychischen Kräfte" (oder Ähnliches) übersetzt. Vibhuti ist allerdings auch eine Bezeichnung für Asche. Und Asche ist das, was übrigbleibt, wenn alles verbrannt wurde, was verbrannt werden kann. Auf der geistigen Ebene erfolgt das "Verbrennen" von Prägungen, Neigungen, Vorstellungen, Wünschen, Konzepten, etc. mittels der Technik des Samadhi, d.h. der Absorption, respektive des "Dreier-Päckleins" von Konzentration-Meditation-Absorption.

Worum geht es nun bei den ersten fünf Gliedern des Ashtanga Yoga?

Die ersten fünf Glieder

Das Fundament von Yoga sind die Yamas und Niyamas. Dies ist eindeutig. Wer diese nicht regelmässig und täglich immer wieder übt und reflektiert wird Mühe haben, seinen Geist von innerer Unruhe zu befreien. Damit wird auch Meditation sehr schwierig.

Wie mächtig und wirkungsvoll alleine die Yamas schon sind, wenn man sie entsprechend übt, zeigt das Beispiel von Mahatma Gandhi. Was hat er alleine schon durch das Üben von Ahimsa (Nicht-Schaden) und Satya (Wahrhaftigkeit) bewirkt! Nie sollte man die Yamas und Niyamas vernachlässigen oder gar belächeln oder meinen, man hätte sie verstanden. Man kann sich in alle Richtungen körperlich verbiegen und irgendwelche Atemtechniken praktizieren. Man kann sogar ein sehr gutes Mass an Konzentration und Meditation erreichen. Möglicherweise sogar Samadhi-Zustände erleben. Wenn man jedoch die Yamas und Niyamas nicht kontinuierlich übt und reflektiert, so bleibt der "Zutritt" zum Allerhöchsten verwehrt. Es ist vergleichbar mit dem von Jesus geäusserten Satz betreffend dem wahren Jünger, der sein Haus auf Fels gründet und dem "unwahren" Jünger, der sein Haus auf Sand baut (Matthäus 7, 24-26).

Schauen wir uns nun die **Yamas** etwas genauer an.

Yamas - erstes Glied

Sri Patañjali zählt in seinen Yoga Sutras **fünf Yamas** auf. Es sind dies:

- **Ahimsa:** Nicht schaden, oft mit Gewaltlosigkeit übersetzt,
- **Satya:** Wahrhaftigkeit (nicht lügen),
- **Asteya:** Nicht stehlen,
- **Brahmacharya:** (Sexuelle) Zurückhaltung und
- **Aparigraha:** Nicht Besitzergreifen.

Vordergründig scheinen die Yamas uns sehr vertraut zu sein, sind sie oder ähnliche ethische Regeln doch die Basis für ein sozial-verträgliches Zusammenleben in jeder Gesellschaft. *Was ist nun im Detail gemeint?*

Ahimsa, z.B. bedeutet Folgendes:

- Man soll keinem anderen Wesen irgendeinen Schaden zufügen,
- Man soll auch sich selbst keinen Schaden zufügen und
- Man soll sich selbst keinen Schaden von Dritten zufügen lassen.

Des Weiteren bedeutet es jedoch auch Folgendes - und dies gilt für alle Yamas:

- Ein Yama ist *in Gedanken* zu praktizieren,
- Ein Yama ist *in der Sprache und Ausdruck* zu praktizieren und
- Ein Yama ist *in der Handlung* zu praktizieren.

Nur und erst, wenn diese zwei genannten Dreier-Aspekte verinnerlicht und praktiziert werden, kann man von Ahimsa sprechen. Ahimsa ist vergleichbar mit einem Grundlegungsstein in einem Gebäude. Wenn dieser fehlt - wie soll dann ein Gebilde stabil sein?

Die weiteren Yamas führen bei einer entsprechenden Verletzung jeweils auch zu einer automatischen Verletzung von Ahimsa. Und wenn man es sehr genau reflektiert, so kommt man zum Schluss, dass jede Verletzung irgendeines Yamas, sei es Ahimsa (Nicht-Schaden zufügen), Satya (Wahrhaftigkeit), Asteya (Nicht-Stehlen), Brahmacharya (Zurückhaltung) oder Aparigraha (Nicht-Besitz ergreifen), automatisch zu einer Verletzung der anderen führt.

Deshalb, wenn man sich auch nur auf eines der Yamas konzentriert, das man perfektionieren möchte, so hat dies automatisch positive Auswirkungen auf die anderen Yamas!

Wenn man beginnt, sich ernsthaft mit den sehr hohen Anforderungen der Yamas auseinanderzusetzen, so kann es sehr schnell zu gedanklichen Widerständen und rationalen Gegenargumenten kommen. Bevor man also den Idealzustand sogleich als unmöglich verwirft, ist es hilfreich, sich vor Augen zu halten, dass man am Üben ist. Und üben bedeutet zunächst einmal, sich mit der Thematik anzufreunden und auseinander zu setzen. Man sollte sicherlich nicht fanatisch reagieren oder mit "Gewalt" etwas herbeiführen wollen. Wenn man sanft vorgeht und z.B. damit beginnt, sich gewahr zu werden, wann man ein Yama verletzt, so ist das der Beginn eines immer tiefer werdenden Verständnisses. Dies hat zur Folge, dass man mit der Zeit automatisch Verhaltensweisen unterlässt, welche schädlich sind.

Wenn man beginnt, ernsthaft hinzuschauen, so entwickelt sich dies immer mehr zu einem grossartigen Abenteuer, wonach sich nach und nach innere Erkenntnisse entfalten und zunehmen. Im gleichen Masse wie Erkenntnisse zunehmen, nimmt automatisch auch die Unruhe im Geist ab. Mit anderen Worten: nur schon das Hinschauen und darüber reflektieren entfaltet ihre positive Wirkung. Vermehrte Ruhe, Gelassenheit und innere Zufriedenheit: ist dies nicht, was sich jede Person wünscht?

So mag es nicht weiter erstaunen, wenn die Yamas immer und überall gelten sollen - d.h. durch alle (sozialen) Schichten, Ort, Zeit oder Umstände.

Das Üben der Yamas hat u.a. zur Folge, dass die verschiedenen Ebenen oder Hüllen - vorab die physische, energetische und mentale Schicht - reiner, "leichter", gesünder werden. Dies passiert fast schon automatisch, einfach indem man ernsthaft und möglichst losgelöst (unbeeinflusst) hinschaut. Wenn man auf einer tieferen Ebene mit seiner eigenen Fehlbarkeit in Berührung kommt, so führt dies unter anderem auch dazu, dass man demütiger wird und mehr Toleranz für die Fehlbarkeit der Mitmenschen empfindet.

Wie sieht es nun mit den **Niyamas** - den Disziplinen - aus?

Niyama - zweites Glied
Während die Yamas quasi immer nur situativ auftauchen (z.B. kommt das Nicht-Stehlen-Prinzip nur zum Tragen, wenn man entsprechend mit der Möglichkeit in Berührung kommt und/oder in Versuchung geführt wird), handelt es sich bei den Niyamas um regelmässige, unter allen Umständen und überall zu praktizierende Disziplinen.

Es sind dies:

- **Sauca:** Reinheit,
- **Samtosha:** Zufriedenheit,
- **Tapah:** Askese, zweilen auch Selbst-Kasteiung,
- **Svadhyaya:** Studium des Selbst (nicht Ego) und
- **Ishvara-Pranidhanaa:** Hingabe an Gott (das Höchste)

Bei **Sauca** (Reinheit) handelt es sich einerseits um die tägliche, körperliche Hygiene und Reinigung und andererseits jedoch vorab um die geistige Reinigung, die *Psycho-Hygiene*.

Wie wichtig die *geistige Reinheit* ist, kann im Grunde nicht genügend betont werden. Durch die tägliche "Psycho-Hygiene" vermeidet man, dass irgendwelche Ärgernisse sich akkumulieren und/oder tiefer absinken und so still und heimlich über Zeit ein grosses Hindernis bilden, welches Krankheiten jeglicher Art hervorbringen kann. Jedermann weiss mittlerweile um die Kraft der positiven Gedanken. Und dennoch: es geht nicht nur um die Pflege von positiven Gedanken, sondern vorab auch von *wahren und dienlichen* Gedanken.

Die Psycho-Hygiene hat den überaus grossen Vorteil, dass allfällige belastende Gedanken nicht unbemerkt weiter ins Unterbewusstsein absinken können. Denn: wenn dies einmal passiert ist, so wirken sie weiter und prägen unsere weiteren Verhaltensweisen und Muster, ähnlich wie ein Software-Programm, welches im Hintergrund unerkannt am Wirken ist.

Der weitere grosse Vorteil der täglichen Psycho-Hygiene ist natürlich, dass der Geist schön klar bleibt, respektive wird.

Kurzum: es ist äusserst sinnvoll, den Geist regelmässig - d.h. täglich - von jeglichen belastenden oder negativen Gedanken zu befreien. Es gibt sehr deutliche Hinweise, dass z.B. ein gesundes Altern zu einem wesentlichen Teil auf genau diese Psycho-Hygiene zurückzuführen ist.

Durch die Reinheit des Geistes fällt es wechselwirkend immer leichter, mit dem zufrieden zu sein, wie es sich im Moment eben präsentiert - das heisst **Samtosha** (Zufriedenheit) zu praktizieren. Dies heisst nicht, dass man sich nicht um ein besseres Leben bemühen darf oder soll. Hierbei geht es unter anderem darum, potentielle Konkurrenz- oder Neid-Themen gar nicht erst zu nähren oder aufkommen zu lassen.

Die folgenden drei Niyamas - ***Tapah*** *(*Askese), **Svadhyaya** *(*Studium des Selbst) **und Ishvara-Pranidhanaa** (Hingabe an das Höchste/Gott) - werden in den Yoga Sutras von Sri Patañjali in verschiedenen Bereichen aufgenommen. Hier sind sie als regelmässig zu übende Niyama als zweites Glied des achtgliedrigen Yoga genannt.

Diesbezüglich hat **Tapah** (Askese) zum Ziel, die Vitalität der Lebensenergie im Körper zu erhöhen (das sog. Prana). Eine gute körperliche Konstitution ist Grundvoraussetzung, dass das Gehirn (und damit auch das Denkorgan "Geist") gut funktionieren kann und entsprechend **Svadhyaya** *(*Studium des Selbst sowie der heiligen Texte), Reflexion und Kontemplation möglich wird.

Warum ist **Ishavara-Pranidhanaa (Hingabe an das Höchste)** wichtig? Nun. Dadurch wird Demut gefördert und potentielle Überheblichkeit in Schach gehalten. Und schliesslich geht es letztendlich darum, das Ego zu "töten", damit das Höchste durchscheinen kann. Wahrhaftige Hingabe an das Höchste lassen diverse Samadhi-Zustände möglich werden.

Das dritte Glied behandelt die **Asanas** (Körperhaltung).

Asana (Körperhaltung) - drittes Glied

Sri Patañjali widmet in den Yoga Sutras den im Westen so ausserordentlich beliebten **Asanas** (Körperhaltung) kaum drei Sätze (oder Verse). Körperübungen sind dienlich, weil sie dazu verhelfen, über längere Zeit bequem and stabil sitzen zu können. Dies ist selbstverständlich für die Meditation sehr wichtig. Wenn der Körper unter Schmerzen leidet, so erschwert oder verunmöglicht dies eine ernsthafte Meditation. Zudem werden Extreme besser aushaltbar und der Übende bekommt eine gute, kräftige Konstitution. Die Perfektion eines Asanas äussert sich dadurch, dass der Körper spontan die entsprechende Stellung einnimmt und der Geist auf das Unendliche fokussiert ist.

Pranayama (Techniken zur Pranaregulierung) - viertes Glied

Das vierte Glied von Ashtanga Yoga - **Pranayama** - handelt von der Regulierung des Prana. **Prana** wiederum kann mit vitaler Lebensenergie übersetzt werden. Es ist die Verbindung zwischen dem Grobstofflichen und dem Geistigen. Etwas anders ausgedrückt ist Prana eine Kraft, die in konstanter Bewegung ist und das gesamte Universum durchdringt und belebt.

Prana ist nicht gleichzusetzen mit Atem. Hingegen wird der Atem als hauptsächliches *Medium* benutzt, um Prana aufzunehmen. Wenn wir uns an einem Ort befinden, wie z.B. einen Wasserfall, wo viel Energie in der Luft ist, so nehmen wir mit jedem Atemzug automatisch mehr Prana auf als z.B. in der Stadt, wo die vitale Lebensenergie im Allgemeinen ziemlich dürftig ist. Deshalb fühlen wir uns nach einem Tag in der Natur oft revitalisiert, während ein Tag in der Stadt eher das Gegenteil bewirkt.

Das System des Yoga kennt nun einige Techniken, wie Pranavitalität gefördert werden kann. Vereinfacht ausgedrückt werden Energiekanäle - sog. Nadis - durch spezifische Pranayama Techniken gereinigt und aktiviert. Man geht davon aus, dass das menschliche System von über 70'000 Nadis durchwoben ist. Es gibt andere Aussagen, die von weit mehr Nadis ausgehen. Sei es drum. Die meisten Nadis sind bei den meisten Menschen nicht aktiv oder von subtilen Toxinen verunreinigt. *Pranayama unterstützt entsprechend eine Reinigung des energetischen Systems.*

Note: Pranayama Techniken sollten grundsätzlich nur von jemanden gelehrt werden, der erkennen kann, in welchem Zustand das Pranasystem eines Schülers ist. Damit ist einsehbar, dass die Übungen im Idealfall individualisiert sein sollten, um ihre positive Wirkung entfalten zu können. Dies gilt im Übrigen auch für die oben erwähnten Asanas.

Pratyahara (Rückzug der Sinne) - fünftes Glied

Pratyahara verhindert die Interaktion der Sinne mit den entsprechenden Objekten und folgt der Natur des Geistes. (Y.S. II §54)

Wie in anderen Kapiteln schon erwähnt, ist der Geist meist in irgendeiner Form von Unruhe, sei es durch Gedanken an Erinnerungen, Zukunft und anderer im Geiste gelagerter Vorstellungen oder sei es durch die Interaktion der Sinne auf äussere Objekte. Um letztere geht es bei **Pratyahara.**

Obwohl der Geist die überwiegende Mehrzahl von Interaktionen der Sinne mit äussern Objekten automatisch ignoriert, vermögen dennoch eine gewisse Zahl von Interaktionen mit Objekten stattzufinden. Das heisst, je nachdem, ob etwas die Aufmerksamkeit des Geistes anzieht, interagiert der entsprechende Sinn mit dem entsprechenden Objekt. Mit anderen Worten: der Geist vermag zwar die meisten Interaktionen im Äusseren zu ignorieren, aber nicht alle. Und wenn man es willentlich versucht, so wird man schnell feststellen, dass dies ein Problem ist und der Geist entsprechende Gedanken produziert.

Bei der Übung von Pratyahara geht es demnach darum, den Teil des Geistes zur Ruhe zu bringen, der mit den Sinnesorganen zu tun hat, also alles, wo der Geist in Interaktion mit den Sinnen nach aussen gerichtet wird. Das Ohr mag demnach z.B. das Ticken der Uhr zwar hören, doch besteht nicht automatisch eine Interaktion mit dem Geist, welche eine bewusst-wahrgenommene Verknüpfung zulassen würde. So tickt die Uhr zwar, doch der Geist nimmt es nicht wahr, weil die Interaktion zwischen dem Sinn und dem Geist unterbrochen wurde.

Wenn Pratyahara zum grösseren Teil gemeistert ist, kann sich der übende Yogi unbeeinflusst der inneren Gedankenwelt zuwenden und sich der ersten Stufe (das sechste Glied) der inneren Praxis widmen, der Konzentration oder Dharana.

Die drei letzten Glieder

Die drei letzten Glieder von Ashtanga Yoga sind zugleich die ersten Sutras des dritten Kapitels der Yoga Sutras, wo es um Perfektion/Fähigkeiten geht.

Wie schon erwähnt, sind die Glieder sechs, sieben und acht der inneren Praxis gewidmet: **Konzentration - Meditation - Absorption oder Dharana - Dhyana - Samadhi.**

Dharana (Konzentration) - sechstes Glied

Dharana ist eine **erste innere Übung in Konzentration**, wobei der Geist seine Aufmerksamkeit auf ein Objekt richtet und versucht, dabei zu bleiben (Y.S. III §1).

Es ist keine Frage, je besser man die ersten fünf Glieder geübt hat und weiterhin übt, umso natürlicher wird die innere Konzentration des Geistes auf ein Objekt gelingen. Umgekehrt, wenn der Geist aufgrund von Prägungen, die nach aussen ziehen (Schmerzender Körper, Yamas/Niyamas vernachlässigt, schwache bis mässige Pranavitalität, zu viel Interaktion der Sinne mit dem Geist, etc.) noch zu unruhig ist, so wird es sehr schwierig, die Aufmerksamkeit nach innen zu lenken.

Dhyana (Meditation) - siebtes Glied

Dhyana, oder Meditation ist die zweite der inneren Übungen und ist der ununterbrochene Fluss des Geistes auf ein gewähltes Meditationsobjekt (Y.S. III §2).

Das bedeutet, dass das Meditationsobjekt ungeteilte oder ununterbrochene Aufmerksamkeit des Geistes erhält und keine Abschweifungen oder Ablenkungen irgendwelcher Art stattfinden. Der Geist ist einzig und allein auf das entsprechende Objekt fokussiert.

Samadhi (Absorption) - achtes Glied

Samadhi, oder Absorption ist die letzte der inneren Übungen und ist der Übergang von der Meditation (wo noch eine Identität wahrgenommen wird) zur Absorption. Das heisst: der Meditierende ist sich nur noch des Meditationsobjektes gewahr und wird quasi Eins mit dem Objekt.

Die Übergänge von Dharana zu Dhyana zu Samadhi sind fliessend und passieren schliesslich quasi von alleine. Der Wille kann im Grunde nur die Absicht nähren, die Aufmerksamkeit auf etwas zu lenken. Wenn der Geist jedoch abgelenkt ist, kann der Wille nicht viel ausrichten. Er kann nur hoffen, dass der Geist sich an die Absicht (die Aufmerksamkeit auf ein bestimmtes Meditationsobjekt zu richten) erinnert. Und dies geschieht - wie mit allem - durch Üben, Üben, Üben. **Möge jeder Yogi Samadhi Zustand erfahren. OM**

Note zu Ashtanga Yoga

Ashtanga Yoga ist vielleicht die berühmteste Form des Yoga, die in den Westen gekommen ist. Es besteht zwar aus acht Gliedern, doch ist im Westen der hauptsächliche Fokus auf das dritte, vierte und etwas auf das siebte Glied gerichtet. D.h. die Stunden fokussieren auf Körperübungen, Atemübungen und einen Mix zwischen Entspannung, visuelle Übungen oder andere "Meditations-"Techniken. Von den acht Gliedern werden demnach nur ungefähr zwei praktiziert. Wahre Meditation ist - wie erwähnt - erst möglich, wenn der Geist eine gewisse Ruhe und Leere schon mitbringt oder wenn eine gute Voraussetzung erarbeitet wird durch das Üben der ersten *fünf* Glieder. Dessen ungeachtet ist es natürlich dennoch sinnvoll, entsprechend zu üben.

Es lohnt sich hierbei zu wiederholen, dass das Üben der Yamas und Niyamas ein unabdingbares Fundament bildet, um den Geist in einen grundsätzlichen Zustand der Zufriedenheit und Klarheit zu etablieren. Mit anderen Worten: die Effektivität der Yamas/Niyamas für das gesamte Wohlbefinden kann nicht genügend betont werden. Jemand mag körperlich top fit sein und die verrücktesten Körperstellungen machen können; es wird den Geist nicht automatisch auf das Höchste ausrichten lassen. Im Gegenteil: das, was beim Unterlassen des Übens der Yamas/Niyamas gefördert und genährt wird ist das Ego. Das Ego jedoch ist genau das, was das System des Yoga zu zerstören trachtet.

Kurzum: Wenn man einen ruhigen, klaren, freundlichen Geist nähren möchte, so ist es im Grunde unerlässlich, sich möglichst täglich mit den Yamas/Niyamas (oder Äquivalentes) zu befassen.

Zusammenfassung

Kurz zusammengefasst, können wir folgendes feststellen:

- Obwohl Yoga in der heutigen Zeit fast ausschliesslich körperbetont ist, trachtet Yoga danach, den Geist vollumfänglich in die Stille zu lotsen. Dabei sind körperliche Übungen insofern hilfreich, als es zum allgemeinen Wohlbefinden beiträgt.
- Die drei Gunas (Tamas, Rajas, Sattva) werden als Basis für die Schöpfung der Natur angesehen, welche ihrerseits aus Prakriti (Ur-Mutter) heraus kommen. Jegliche Schöpfung wird gemäss dieser Philosophie von den 3 Gunas durchdrungen. Die Kombinationsvielfalt ist schier unendlich. So basiert jeder Gedanke, jede Vorstellung, jedes Konzept oder Verhaltensweise auf eine dieser Guna-Kombinationen. Auch wenn man es nur als Konzept betrachtet, ist es äusserst hilfreich, um Unterscheidungsfähigkeit zu schärfen.
- Die Aktivität der drei Gunas verhindert eine klare, ruhige Sicht im Geist. Je sattvischer das Gemüt, umso klarer ist die "Sicht" und umso klarer, reiner und harmonischer werden Entscheide gefällt und vom Umfeld akzeptiert. Die Zusammensetzung der Gunas hat auch einen Einfluss auf die Qualität und Anzahl der Vrittis und die damit zusammenhängenden Gedanken, die der Geist in jedem gegebenen Moment produziert.
- Ein Fokus auf sattvische Lebensweise und Lebenseinstellung führt zu einem ruhigen, klaren, zufriedenen und glücklichen Geist. Hilfreiche Instrumente hierzu sind Abhyasa, Viveka, Vairagya, Yama, Niyama.
- Wenn der Geist soweit geleert und beruhigt wurde durch einen Fokus auf eine sattvische Grundhaltung wird Dharana, Dhyana, Samadhi leicht praktizierbar und erfahrbar.

Wir sehen, dass es im Yoga darum geht, den Geist von seinen Vorstellungen, Konzepten, (undienlichen) Verhaltensweisen, etc. zu befreien. Dabei sind Asanas und Pranayama insofern hilfreich, als sie den Körper reinigen und dem Geist zur notwendigen Energie verhelfen. Ein vitalisiertes System hilft dem Geist, klar denken zu können. Nur gute Energie alleine reicht jedoch noch nicht aus, um zu guten Entscheiden und Verhaltensweisen zu kommen. Während geistige Konzentration hingegen auch beim Üben der Asanas wichtig ist, benötigen wir zum geistigen Denken jedoch keine körperliche Aktivität.

Da wir doch eine sehr aktive Gesellschaft (geworden) sind, haben die Asanas eine entsprechende Wichtigkeit eingenommen. Wir sollten jedoch dem unterliegenden Element - d.h. der geistigen Komponente - vermehrt (wieder) Beachtung schenken.

Gerne unterstütze ich Sie auch via Skype auf Ihrem Weg zu einem ruhigen, klaren und zufriedenen Geist. Weitere Informationen unter www.clearview.ch.

Bibliographie

- Martin Mittwede: Spirituelles Wörterbuch Sanskrit-Deutsch, Sathya Sai Vereinigung e.V. , 6. Auflage 2007

Übersetzungen der Yoga Sutras und weiterführende Literatur:

- Der Yogaleitfaden des Patañjali Sanskrit/Deutsch, übersetzt und herausgegeben von Reinhard Palm, Reclam Taschenbuch, 2010
- Patañjali Yoga Sutra - Sanskrit Text with Transliteration, English Commentary along with Glossary of Technical Terms etc., Translated and Explained by G.L: VERMA, First Edition 2010
- The Science of YOGA - The Yoga-sutra-s of Patañjali in Sanskrit with Transliteration in Roman, Translation and Commentary in English by I.K. Taimni, The Theosophical Publishing House, Adyar, First Edition, Eleventh Reprint 2007
- SHANKARA ON THE YOGA SUTRAS, A Full Translation of the Newly Discovered Text by TREVOR LEGGETT, Motilal Banarsidass Publishers, First Indian Edition: Delhi, 1992, Reprint Delhi 2006.
- Tattvabodha, Sri Adi Shankaracarya - Commentary by Swami Tejomayananda, Central Chinmaya Mission Trust, Reprint 2011.
- The Bhagavad Gita, Text, Word-to-word Meaning, Translation and Commentary by Swami Sivananda, Published by Swami Padmanabhananda for The Divine Life Trust Society, Fifteenth Edition 2015.

Printed in Great Britain
by Amazon